치매노인 인간중심 돌봄

한뼘문고
08

치매노인
인간중심 돌봄

이민홍 지음
돌봄과미래 기획

여러분의 참여로 이 책이 태어납니다.
씨앗과 햇살이 되어주신 분들, 참 고맙습니다.

강은나 강태중 곽현주 김경아 김남연 김미희 김성아 김세진 김어수 김용익 김유라
김정은 김정현 김증임 문다영 문선영 민앵 박영란 박왕용 박철한 박혜경 배태범
배꽃나래(마민지) 백재중 송수민 송영화 송직근 신길호 신동호 심재식 심호섭
오무경 오창화 오춘희 우석균 유금분 유기훈 윤주영 윤현옥 이미라 이상욱 이소윤
이윤경 장숙랑 장용언 장창현 전주하 정유진 조원경 채규정 최봉섭 최오석 최진일
한성화 한정교 황정하 돌봄과미래 사회복지법인평화원 평화노인요양원　(59명)

지은이 이민홍

동의대학교 사회복지학과 교수

미국 University of Georgia 사회복지학 박사를 받은 후 대학에서 노인복지, 인간행동과 사회환경, 휴먼서비스 개발과 평가를 강의. 연구 분야는 노인돌봄, 권리기반 실천, 척도 개발 등. 한국노인복지학회 편집위원장, 한국노년학회 편집위원장, 보건복지부 자문위원, 미국 로잘린케어 연구소 전문위원, 서울연구원 위촉연구원 등 경력. 휴먼서비스 조직 간 협력 연구로 미국 사회복지행정학술지 우수논문상 수상과 한국 노인요양시설 거주자 중심 돌봄 체계 참여 실행 연구로 한국연구재단 우수연구자로 선정

기획 돌봄과미래

아프다고, 늙었다고, 장애를 가졌다고 병원이나 시설에 가지 않아도 되는 삶, 스스로 인간다운 생을 이어가는 삶, 가족이 돌봄 부담을 떠안지 않는 삶을 위해 설립된 비영리 공익법인이자 사회운동단체

추천사

인정현 _노원돌봄사회적협동조합 상임이사

 지역사회 통합돌봄에 대한 논의와 시도가 더디 진행되는 사이 우리나라 치매 인구는 급속도로 늘었다. 복지와 돌봄 현장에서는 치매 노인 돌봄에 대한 공백을 호소하며, 치매의 경우 다른 요양 등급자들과 차별화한 시설과 환경이 필요함에도 현실은 전혀 그렇지 못한 것에 대해 지적한다. 또한 치매 후견인을 하는 한 지인은 밤낮으로 치매 어르신을 찾아 나서야 하는 현실 속에서 치매는 지역사회에서 해결하기 힘든 영역이라는 회의적인 입장을 보이기도 한다.

 이렇듯 치매 인구 증가에 대한 지역사회 대응의 필요가 높아지는 시점에 이 책은 치매에 대한 전반적인 개요와 더불어 어떤 관점과 방향으로 고민해야 하는지를 제시한다.

우선 치매의 원인 및 증상, 치매 인식, 치료 및 예방 등을 폭넓게 정리하여 치매에 대한 체계적 이해를 돕는다. 다음으로 우리가 지역사회 통합돌봄을 할 때 가져야 할 중요한 관점이지만 치매의 특성상 흔히 간과하게 되는 '인간 중심 돌봄'을 소개한다. 특히 '인지장애가 진전된 상태에서도 자아가 존재하며⋯ 자아 상실은 질병에 국한된 문제가 아니라 역기능적 사회적 상호작용의 부정적 결과라는 것'은 지역사회 통합돌봄의 방향을 설정할 때 시사점을 제공한다.

또한 영국, 일본, 스웨덴의 비슷하면서도 다른 사례들을 통해 여러 대안적 가능성을 모색하기 위한 우리의 인식을 확장시켜 준다. 마지막으로 한국의 현재 상황을 진단하고 치매 노인 인간 중심 돌봄의 쟁점과 과제를 정리하여 제시한다.

이 작은 책이 「돌봄통합지원법」에 따라 본격적인 지역사회 통합돌봄의 모델을 만들어 나가는 일에서 연구자에게는 다양한 사례 연구를 하는 길잡이 역할을, 현장 활동가에게는 치매 노인 지역사회 통합돌봄 모델의 근거가 되는 안내서 역할을 하리라 기대한다.

차례

추천사 _ 인정현 ·· 08
들어가며 ·· 12

1장 치매 노인과 인간 중심 돌봄 이해 ·· 15

1. 치매 ·· 16
2. 인간 중심 돌봄 발전 과정 ·· 31

2장 국가별 치매 노인 인간 중심 돌봄 사례 ·· 47

1. 영국 ·· 48
2. 일본 ·· 55
3. 스웨덴 ·· 62
4. 한국 ·· 69

3장 치매 노인 인간 중심 돌봄 시사점 및 과제 ·· 75

1. 치매 노인 인간 중심 돌봄 쟁점 및 과제 ·· 76
2. 치매 노인 인간 중심 돌봄 사회를 위하여 ·· 88

참고문헌 ·· 90

들어가며

 치매는 노인 당사자에게도 가족에게도 가장 두려운 질병이다. 치매가 발생해 의도하지 않고 알지도 못하는 상태에서 가족이나 주변 이웃에게 피해를 줄 수 있기 때문이다. 가족도 오랜 기간 함께 나누었던 추억이 상대가 없는 일방적 기억으로 남게 되어 익숙하거나 기대하는 교류가 줄어드는 경험을 한다. 노인과 원활하지 못한 의사소통에 더해서 치매 환자가 된 가족을 어떻게 돌볼 것인가에 대한 두려움도 커진다.

 보통 치매 노인 돌봄에는 신체 지원(일상생활, 신체건강), 심리 지원(정신건강, 인지), 관계 지원(사회참여, 역할)이 있다. 돌봄을 제공하는 주체는 배우자나 자녀가 담당하는 비공식 돌봄과 노인 맞춤 돌봄서비스, 방문 돌봄서비스, 주간 보호서비스, 시설 생활 서비스 같은 공식 돌봄으로 구분한다. 그렇다면 치매 노인을 위한 좋은 돌봄은 무엇일까?

이 책에서는 치매 노인을 위한 좋은 돌봄으로 인간 중심 돌봄(Person-centered Care)을 다루고자 한다. 좋은 돌봄은 돌봄의 목적으로 노인이 자기 삶을 통제하는 독립성과 자율성을 높이는 것을 지향한다. 인간 중심 돌봄은 치매 노인이 자유권과 사회권을 보유한 인간이라는 전제에서 출발한다. 치매 노인의 권리를 보장하기 위해서 인간으로 개별성, 독립성, 자율성, 선택성을 강조한다는 점에서 좋은 돌봄과 연결된다.

책 주요 내용은 세 가지이다. 첫째, 치매와 인간 중심 돌봄이 무엇인지 살펴보았다. 치매는 개념, 원인, 치매 진단 및 실태, 치매 인식, 치매 치료 및 예방을 다루었다. 인간 중심 돌봄은 개념과 함께 지역사회와 생활시설로 구분해서 설명하였다. 둘째, 영국, 일본, 스웨덴의 치매 노인 인간 중심 돌봄 사례를 지역사회와 생활시설로 나눠 제시하였다. 또한 한국의 치매 노인 돌봄 체계 현황을 기술하였다. 셋째, 한국에서 치매 노인에게 인간 중심 돌봄을 제공하기 위한 쟁점 및 과제를 도출하였다. 이를 통해 한국이 치매 노인 인간 중심 돌봄 사회로 되어 가야 함을 주장했다.

1장

치매 노인과
인간 중심 돌봄 이해

1. 치매

1) 개념, 증상, 원인

(1) 치매 개념

치매는 일상생활을 정상적으로 하던 성인이 노년기에 뇌기능 저하나 손상으로 인해 인지기능이 저하되어 일상생활을 하는 데 어려움을 겪는 증상을 의미한다. 과거에는 이런 상태를 노망, 망령이라고 하면서 노년기에 경험하는 일반적이거나 정상적 노화 현상으로 보았다. 하지만 현재는 치매를 뇌 질환으로 인해 발생하는 기질성 장애로 비정상적 노화라고 인식한다.

치매는 나이가 들어서 생기는 정상적 노화나 자연적 결과가 아니다. 치매가 '어리석을 치'와 '어리석을 매'로 인해서 부정적 의미를 내포해서 일부에서는 '인지증'이라고 부른다. 치매가 비정상적 노화에 해당하므로 치매 노인보다 치매 환자라고 부르는 것이 적합하다. 현실은 여전히 사회복지, 보건, 의료에서 '치매'와 '치매 노인'이라는 용어를 사용한다. 이 책에서도 학술, 실천, 정책 분야나 사회에서처럼 '치매', '치매 노인'이라는 용어를 사용할 것이다. 하지만 앞으로 '치매'보다는 '인지증', '치매 노인'보다는 '치매 환자'로 변경해야 한다.

치매는 건망증이나 기억 관련 문제와 혼동되기도 한다. 건망증(깜박 잊어버리는 증상)이나 과거와 달리 이름이나 단어가 빨리 떠오르지 않는 것은 치매가 아니다. 건망증은 사건이나 경험의 전체 내용에서 일부를 잘 모르는 것이고, 단어가 생각나지 않아도 힌트를 주거나 하면 알 수 있다. 건망증은 정상적 노화로 발생하는 현상이다.(예 : 힌트로 기억 떠오름, 시간 지나도 기억력 유지 및 호전 가능, 기억력 외 다른 문제 없음, 일상생활 활동 지장 없음 등)

반면 치매는 사건이나 경험 자체를 기억하지 못하거나 일부를 말해도 연결해서 생각하지 못한다. 물건 둔 곳, 약속 시간, 사람 이름, 연락처 등을 깜박했다고 해서 일상생활이나 사회생활에 지장을 주지 않는 것은 정상적 노화 현상이다.(중앙치매센터, 2025) 정상 노인과 치매 노인의 차이를 구분할 수 있도록 표로 제시하였다.

[표 1] 정상 노인과 치매 노인 차이

확인 내용	정상 노인	치매 노인
일상생활을 혼자서 할 수 있나?	한다	못한다
누가 증상에 대한 관심을 보이나?	환자	가족
최근 중요한 일에 대한 기억을 하나?	한다	못한다
적절한 말이 생각이 안 나 말문이 막힐 때가 있나?	간혹	자주
친숙한 곳에서 길을 찾을 수 있나?	한다	못한다
간단한 도구의 조작을 하나?	한다	못한다
예전처럼 사회활동을 할 수 있나?	있다	없다

출처 : 김지욱(2025)

(2) 치매 증상

치매 증상은 인지기능 장애 증상과 정신행동 증상으로 크게 나눈다. 인지기능 장애 증상은 기억력 장애(예 : 최근에 있던 일을 기억하지 못함), 지남력 장애(예 : 계절, 요일, 시간 등을 모르거나 착각함), 언어장애(말수가 현저히 줄고 의사소통을 제대로 하지 못함), 시공간 능력 장애(익숙한 거리에서 길을 잃음), 실행 능력 장애(옷 입기, 식사하기, 세수하기 등 일상생활을 하지 못함), 판단력 장애(돈 관리를 제대로 못함)가 있다.

정신행동 증상은 망상과 의심(기억이 나지 않은 부분을 남의 탓 돌림 : 누군가 내 물건을 훔쳤다), 환각과 착각(실제로 없는 소리를 듣는 환청, 실제로 없는 사물이나 사람을 보는 환시), 우울증(우울한 기분, 흥미 상실, 의욕

[표 2] 치매 단계별 증상

치매 단계	증상
[경증 치매] 가족이나 동료들이 치매 환자 문제를 알아차리기 시작 : 혼자 지낼 수 있는 단계	최근에 일어난 일에 대한 기억이 어렵습니다. 말할 때 적절한 단어 선택이 어렵습니다. 자주 사용하지 않는 도구나 가전제품 사용이 서툴러집니다.
[중등도 치매] 치매 증상이 확연하게 나타나고 어느 정도 도움이 없이는 혼자 지낼 수 없는 단계	현관 비밀번호를 잊는 등 일상생활에 자주 사용하는 정보를 기억하기가 어렵습니다. 표현하는 방법과 이해가 떨어져 대화가 어렵습니다. 옷을 입는 것 등 일상생활에서 도움이 필요합니다.
[중증 치매] 치매 증상이 심해지고 일상생활 능력이 현저히 낮아져 혼자서 생활하는 것이 불가능한 단계	대부분의 기억이 상실되고 가까운 사람도 알아보지 못합니다. 언어능력이 상실되어 대화할 수 없습니다. 홀로 일상생활이 불가능합니다.

출처 : 보건복지부, 국립중앙의료원중앙치매센터(2024)

저하, 식욕 변화, 수면 변화, 자살 사고 등), 무감동(즐겁거나 슬픈 일에 대한 감정을 느끼거나 표현 못 함), 초조(안절부절 못하거나 행동 반복하거나, 불필요한 물건 모으거나 숨김), 공격성(언어적 및 신체적 공격성 보임) 등이 대표적이다.(중앙치매센터, 2025)

(3) 치매 원인

치매를 유발하는 원인으로 치매 유형을 구분한다. 치매를 일으키는 대표적 원인 질환은 알츠하이머병(Alzheimer's Disease), 혈관성 치매, 파킨슨병, 루이 소체 치매, 헌팅턴병, 크로이츠펠트-제이 야코프병, 픽병(Pick's Disease) 등이 있다.

알츠하이머병은 치매 원인 중 50% 이상을 차지하는 가장 대표적인 유형이다. 두뇌의 수많은 신경세포가 점차 쇠퇴하면서 뇌 조직이 소실되고 뇌가 위축하여 인지기능 저하가 발생한다. 다음으로 20-30%는 혈관성 치매이다. 뇌혈관이 막히거나 좁아져서 발생하거나, 뇌졸중(중풍)이 반복되면서 나타난다. 뇌에 필요한 혈액량을 공급하지 못하게 혈액이 줄거나 막혀서 뇌세포가 죽으면서 발생하는 치매이다.(서울아산병원, 2025)

2) 치매 진단 및 실태

(1) 치매 진단

치매는 조기진단이 매우 중요하다. 이는 치매를 빨리 진단하게 되면 일부는 치료할 수 있거나 치매 상태가 악화하는 것을 예방할 수 있기 때문이다. 가족들도 장기적인 대책 수립이나 필요한 서비스를 받을 수 있다. 수두증(뇌에 물이 차는 병), 양성 뇌종양, 갑상선 질환, 신경계감염, 비타민 부족증 등으로 발생하는 치매는 전체 치매의 10% 내외를 차지한다. 이러한 치매는 조기에 발견하면 치매 완치가 가능하다. 하지만 뇌의 퇴행성 질환(예 : 알츠하이머)의 치료는 불가능하다.(대한신경과학회, 2025)

치매 진단을 위한 검사로는 신체검사와 신경학적 검사(인지기능에 영향을 줄 수 있는 신체 질환 및 뇌신경계 질환의 징후가 있는지 진찰), 정

[표 3] 치매 자가진단 체크리스트

다음의 문항을 읽으면서 자신의 행동이나 생각 또는 느낌과 일치하는 것에 v 표시를 하시오.

질 문	예	아니오
1. 당신은 기억력에 문제가 있습니까?	☐	☐
2. 당신의 기억력은 10년 전에 비해 저하되었습니까?	☐	☐
3. 당신은 기억력이 동년의 다른 사람들에 비해 나쁘다고 생각합니까?	☐	☐
4. 당신은 기억력 저하로 일상생활에 불편을 느끼십니까?	☐	☐
5. 당신은 최근에 일어난 일을 기억하는 것이 어렵습니까?	☐	☐
6. 당신은 며칠 전에 나눈 대화 내용을 기억하는 것이 어렵습니까?	☐	☐
7. 당신은 며칠 전에 한 약속을 기억하기 어렵습니까?	☐	☐
8. 당신은 친한 사람의 이름을 기억하기 어렵습니까?	☐	☐
9. 당신은 물건 둔 곳을 기억하기 어렵습니까?	☐	☐
10. 당신은 이전에 비해 물건을 자주 잃어버립니까?	☐	☐
11. 당신은 집 근처에서 길을 잃은 적이 있습니까?	☐	☐
12. 당신은 가게에서 사려고 하는 두세 가지 물건의 이름을 기억하기 어렵습니까?	☐	☐
13. 당신은 가스불이나 전깃불 끄는 것을 기억하기 어렵습니까?	☐	☐
14. 당신은 자주 사용하는 전화번호(자신 혹은 자녀의 집)를 기억하기 어렵습니까?	☐	☐

※ 6개 항목 이상에 "예"라고 표시될 경우 가까운 보건소 혹은 치매안심센터에 가서 치매 조기 검진을 받아보십시오. 점수가 높을수록 주관적 기억 감퇴가 심한 것을 의미합니다.

출처 : 세종광역치매센터(2025)

신 상태 검사(기억력 등의 인지기능을 평가하고 섬망이나 혼돈과 같은 의식의 장애가 있는지, 우울증이나 망상, 환각 등의 동반된 정신행동 증상이 있는지 평가), **일상생활 동작 평가**(식사하기, 옷 입기, 씻기, 대소변 가리기 등의 기본적인 일상생활과 전화하기, 음식물 만들기, 돈 관리하기 등과 같은 좀 더 복잡한 일상생활 동작에 대해 평가), 혈액 검사 등의 실험실 검사, 뇌 영상학 검사, 신경심리 검사(뇌 기능과 관련된 다양한 인지기능을 객관적으로 정밀하게 평가) 등이 있다.(서울대학교병원, 2025)

일반적으로 설문지 또는 문답지를 활용해서 기억력, 언어능력, 지남력(시간, 주소, 장소), 주의집중력 등을 판단하는 신경심리(인지) 검사가 가장 자주 활용된다. [표 3]은 치매안심센터에서 사용하는 치매 자가진단 체크리스트이다.

(2) 치매 실태

보건복지부(2025)는 중앙치매센터, 한국보건사회연구원 및 한국갤럽조사연구소를 조사기관으로 2023년과 2024년에 치

[표 4] 65세 이상 노인 치매 환자 추이(단위 : 명)

2025년	2026년	2030년	2040년	2044년	2050년	2059년	2070년
970,759	1,014,865	1,212,315	1,795,287	2,007,848	2,258,915	2,335,939	2,238,013

출처 : 보건복지부(2025)

매 역학조사 및 실태조사를 하였다.

조사방식은 60세 이상 인구 표본 산출 인지선별검사(CIST)로 검사(1차) → 1차 검사 결과 위험군별로 치매 진단, 검사(2차) → 치매 환자 및 환자 가족 대상 실태조사(3차) 등으로 진행하였다.

치매(경도 인지장애) 유병률은 9.25%로 나타났다. 2016년 치매 유병률 9.50%에서 0.25% 감소하였다. 2025년 치매 환자 수는 97만 명(치매 유병률 9.17%)이며, 2026년에 치매 환자 수가 100만 명을 넘을 것으로 추정하였다. 특히 2044년에는 200만 명의 치매 노인이 발생할 것으로 보인다.

치매 고위험군은 여성, 고령, 농어촌, 독거 가구, 낮은 학력 수준 등의 특성을 가진 노인으로 치매 유병률이 상대적으로 높았다. 치매 노인의 가구 형태는 1인 가구 52.6%, 부부 가구 27.1%, 자녀 동거 가구 19.8%이었다. 중증 치매 노인이 자녀와 동거하는 비율이 75.5%으로 상대적으로 매우 높았다. 전체 노인은 평균 2.2개의 만성질환이 있지만, 지역사회 치매 노인

[표 5] 치매 노인 건강 및 기능상태

구분		만성질환	청력 (불편정도)	저작능력 (불편정도)	우울 수준	신체활동 (비실천)	영양관리 (고도영양 위험)
전체 노인		2.2개	22.0%	31.5%	3.1점	47.2%	9.6%
치매 환자	지역사회	5.1개	46.6%	60.4%	5.8점	74.0%	32.8%
	시설·병원	4.2개	47.7%	70.9%	7.1점	90.1%	-

출처 : 보건복지부(2025)

은 5.1개, 시설·병원 치매 노인은 4.2개가 있었다. 치매 노인의 건강 및 기능 상태 어려움은 인지기능에서만 발생하는 것이 아니다.

지역사회 치매 노인과 시설·병원 치매 노인 가족 모두 돌봄 과정에서 어려운 점은 경제적 부담이 가장 높게 나타났다. 요양병원이나 요양원에 치매 노인이 입소하기 전에 가족이 돌봄을 제공한 기간은 27.3개월이었다. 가족이 경제 및 사회활동으로 24시간 돌봄을 제공하지 못하거나 증상 악화로 가족이 돌보기 어려운 상황에서 돌봄을 중단한 것으로 나타났다. 치매 노인 돌봄 전후 가족의 삶에서 신체건강, 정신건강, 경제상태, 사회 참여 및 관계 등에서 부정적 변화가 발생하였다. 가족 간에도 돌봄 비용 부담 주체, 집중된 돌봄 부담, 돌봄 방법 의견 불일치, 가족들 노고 불인정 등이 치매 노인 돌봄으로 인한 갈등의 원인이 되었다.

치매 노인을 돌보는 연간 관리 비용은 지역사회 보호가 1,733.9만 원, 시설과 병원이 3,138.2만 원이다. 보건의료비(병원 입원비, 병원 진료비, 약제비)는 지역사회 438.2만 원, 시설과 병원 1,489.1만 원이었다. 돌봄비(장기요양비, 간병비, 병원 이용 교통비, 보조용품 구입비)는 지역사회 1,162.2만 원, 시설과 병원 1,533.1만 원으로 나타났다. 보건의료비보다는 돌봄비 비중이 높았다.

한국보건사회연구원에서 3년 주기로 시행하는 노인 실태

조사를 통해서도 치매가 의심되는 '인지 저하자' 발생 정도를 추정한다. 2023년 노인 실태조사에서 조사에 참여한 노인의 24.6%가 '인지 저하자'로 나타났다. 인지기능을 측정하기 위하여 치매 선별용 한국판 간이 정신상태 검사 2판(Korean-Mini-Mental Examination, 2nd Edition: K-MMSE-2)을 활용하였다.

남성과 여성의 '인지 저하자' 비율은 비슷했다. 하지만 나이가 증가할수록 '인지 저하자' 비율이 높아졌다. 65-69세는 22.7%, 70-74세 23.6%, 75-79세 24.6%, 80-84세 29.5%, 85-89세 25.1%, 90세 이상 32.4%이었다.(강은나 외, 2023)

3) 치매 인식

치매 인식은 치매와 치매 환자에 대해서 올바른 지식을 갖추고 있는 정도를 의미한다. 치매 원인, 증상, 진단, 보호(지원체계)를 올바르게 아는지 측정한다. 치매 관련된 지식을 ○X 퀴즈 형식으로 질문을 던지고 이에 대해 정확하게 응답하는가로 치매 인식을 평가한다. 치매의 원인에 대한 올바른 지식 여부는 치매가 노인이 되면 누구나 걸리는 질병인지, 알츠하이머 치매가 가장 흔한 원인인지, 뇌졸중(중풍)이 치매를 유발하는지 등을 측정한다. 치매 증상 및 진단은 치매가 기억 상실, 성격 변화, 이상 행동을 유발하는걸 정확하게 아는지 본다. 치매 예방 및

[표 6] 치매 인식(치매 지식 정확도)

구분	정답	정답률	영역
1. 치매는 노인이 되면 누구나 걸린다.	아니오	82.0%	원인
2. 알츠하이머병은 치매의 가장 흔한 원인이다.	예	66.8%	원인
3. 뇌졸중(중풍) 때문에 치매가 생길 수 있다.	예	67.5%	원인
4. 오래전 일을 잘 기억하고 있으면 치매가 아니다.	아니오	75.6%	증상 및 진단
5. 치매에 걸리면 성격이 변할 수 있다.	예	92.5%	증상 및 진단
6. 이상한 행동을 보여야 치매로 볼 수 있다.	아니오	61.9%	증상 및 진단
7. 치매는 예방할 수 있는 방법이 없다.	아니오	77.4%	예방 및 치료
8. 완치 가능한 치매가 있다.	예	24.8%	예방 및 치료
9. 치매에는 약물치료가 도움이 된다.	예	82.7%	예방 및 치료
10. 규칙적으로 운동하면 치매 위험이 낮아진다.	예	92.7%	예방 및 치료
11. 치매에 걸리면 가족과 생활하는 것이 불가능하다.	아니오	66.6%	보호
12. 치매 환자는 판단력이 없으므로 환자에게 따로 설명하지 않고 간병해도 된다.	아니오	79.8%	보호
치매 인식도 총점 : 0-12점	-	평균 72.5%	-

출처 : 이동영 외(2018)

치료는 치매 예방, 치매 치료, 약물 치료 효과성, 규칙적 운동의 치매 위험 감소 효과로 접근한다. 끝으로 치매 환자 보호는 돌봄 어려움과 의사결정 등에 대해 올바르게 아는지 묻는다.(이동영 외, 2018)

최근 들어서는 치매 환자를 지원하는 제도로 치매안심센터, 장기요양서비스, 주야간보호센터, 성년후견인 지정, 요양원 입소 등에 대해서도 정확한 지식을 가졌는지를 치매 인식에 포함한다.(이수영 외, 2021) 특히 치매 관련 서비스나 제도에 대한 인지는 서비스나 제도 이용으로 연결되기 때문에 치매 노인 가족 입장에서 알고 있는 것이 매우 중요하다.

4) 치매 예방 및 치료

(1) 치매 예방 : 치매 발생 전

중앙치매센터는 치매 예방으로 3권(勸), 3금(禁), 3행(行)이 가족과 자신의 작은 실천을 통해 가능한 수칙이라고 교육한다. 3권(勸)은 운동(일주일에 3번 이상 걷기), 식사(생선과 채소를 골고루 섭취), 독서(부지런히 읽고 쓰기) 등을 즐기는 것이다. 3금(禁)은 절주(술은 한 번에 3잔보다 적게 마시기), 금연(담배는 피우지 않음), 뇌손상 예방(머리를 다치지 않도록 유의) 등으로 참는 것이다. 3행(行)은 건강검진(혈압, 혈당, 콜레스테롤 3가지 정기적 체크), 소통(가족, 친구와 자주 연락하고 만남), 치매 조기 발견(가까운 치매안심센터에서 치매 조기 검진받기) 등을 챙기는 것이다.

치매 예방은 노년기에만 하는 것이 아니라 세대별로 필요하다. 청년기는 하루 세끼 챙겨 먹기, 평생 즐길 수 있는 취미로 운동하기, 머리를 다치지 않도록 조심(운동할 때 보호장구 착용, 머리 부딪쳤을 때 바로 검사받기) 등이다. 장년기는 생활습관에서 오는 병 꾸준히 치료받기와 우울증 적극 치료이다. 노년기는 매일매일 치매 예방 체조하기(뇌 자극하는 운동, 안면근육 운동), 여러 사람과 자주 어울리기, 치매 조기 검진받기 등이다.(보건복지부, 국립중앙의료원, 중앙치매센터, 2024)

(2) 치매 치료 : 치매 발생 후

치매는 치료 후에 호전되거나 더 이상 진행을 예방할 수 있는 가역성 치매, 치료할 수 없는 비가역성 치매로 구분한다. 임상 경과에 따라서는 진행성(퇴행성, 비가역성) 치매, 예방 가능 치매, 치료 가능 치매, 기타 치매가 있다. 치매의 90% 이상이 비가역성 치매로 치료가 불가능하다. 치매의 대부분 비가역성으로 호전되기 어려우므로 예방이 무엇보다 중요하다. 이로 인해 치매 정책이나 사업의 기본 방향도 예방 중심적 접근을 강조한다.(김기웅 외, 2017)

치매 종류별 위험 요인과 치료 예방은 가역성 치매(치매 발병

[표 7] 치매 종류별 위험 요인과 치료 예방

치매 종류		주요 위험 요인	치료 및 예방
비가역성 치매	퇴행성 뇌 질환에 의한 치매 : 알츠하이머병, 전측두엽 치매, 루이체 치매 등	고령, 가족력, 저학력, 우울증, 성별(여성), 흡연, 두부 손상력 등	• 초기에 진단을 받으면 인지기능 개선제를 통하여 질병의 진행 지연 가능 • 중기 이후는 정신행동 증상에 대한 대증적 치료 병행
반가역성 치매	뇌혈관성 치매	고혈압, 심장병, 당뇨병, 동맥경화, 고지혈증, 흡연 등	• 위험 요인을 관리하면 예방이 가능 • 인지기능 개선제, 항혈소판제제, 항응고제 등의 치료제 사용
가역성 치매	대사성 치매, 뇌종양에 의한 치매, 영양결핍에 의한 치매 등	갑상선기능저하증, 경막하출혈, 정상압 뇌수종, 양성 뇌종양, 비타민 B12 결핍 등	• 원인 문제를 해결하면 치료 가능

출처 : 김기웅 외(2017)

후 원인 문제 해결하면 치료 가능), 비가역성 치매(발병 후 근원적 치료 불가능), 반가역성 치매(위험 요인 관리 및 치료제 복용 등으로 예방할 수 있음) 등으로 구분하여 제시하였다.(김윤정 외, 2019)

치매 치료는 근본적 원인을 해결하기보다는 증상이 나빠지지 않도록 통합적 치료 관리를 원칙으로 한다. 즉 노년기에 치매가 발병한 후에도 현재 기능을 극대화하고 최대한 오랫동안 보존할 수 있도록 의료, 간호, 복지, 물리치료, 작업치료, 전문 돌봄 등 통합적 치료를 노인과 가족에게 제공하는 것을 의미한다.

치매는 약물치료와 비약물 치료로 구분한다. 약물치료는 인지기능 약물치료와 정신행동 증상에 대한 약물치료가 대표적이다. 인지기능 치료약물에는 알츠하이머 환자를 위한 인지기능 개선제로 아세틸콜린분해효소 억제제(Acetyl Cholinesterase Inhibitor, ACEI)와 NMDA 수용체 길항제(NMDA Receptor Antagonist)가 있다. 정신행동 증상에 대한 치료약물은 항우울약물(우울, 불안, 초조, 수면장애), 향정신성 약물(망상, 환각, 초조, 공격성) 등이 있다. 비약물 치료는 약물을 사용하지 않고 증상을 완화하거나 삶의 질을 높이기 위해 사용되는 모든 방법을 의미한다.(중앙치매센터, 2025)

중앙치매센터에서 제시한 비약물 치료 종류는 [표 8]과 같다.

[표 8] 비약물 치료 종류 및 주요 내용

종류	주요 내용
운동치료	• 꼭 필요한 관절과 근육을 가장 효율적이고 안전한 방법으로 움직이도록 하는 치료 • 노화로 인해 관절과 근육의 움직임이 제한된 치매 어르신에게 필요한 치료
현실인식훈련	• 체계적인 정보를 제공하여 현재 자신과 주변 환경에 대한 기본적인 사실을 다시 인식하게 하는 훈련
인지훈련치료	• 기억력, 집중력, 시공간 능력, 실행 능력, 판단력 등 인지기능 영역을 훈련시키는 치료이며, 각 영역에 초점을 맞춘 표준화된 과제가 이용됨
회상치료	• 치매 어르신이 간직하고 있는 오랜 기억을 매개로 뇌를 자극하여 환자 기억력과 기분을 개선시키는 치료 방법
인지자극치료	• 인지 및 사회기능의 일반적인 향상을 위한 광범위한 활동 및 토의를 의미
음악치료	• 음악에 의한 심리치료 방법의 일환으로 음악적 관계를 통해 심신의 건강을 회복, 수정, 개선시키는 치료기법

출처 : 중앙치매센터(2025)

2. 인간 중심 돌봄 발전 과정[1]

1) 돌봄 실천 패러다임

(1) AIP : 연속이론

미국질병청(2021)은 Aging in Place(AIP)를 연령, 소득, 건강 수준과 관계없이 개인이 자기 집이나 지역사회 내에서 안전하게, 독립적으로, 편안하게 생활할 수 있는 능력으로 정의한다. 병원, 요양병원, 요양원 등의 시설보다는 자신이 오랫동안 살아왔던 집이나 지역사회에서 계속해서 살아가는 것을 의미한다.

AIP 개념은 1982년 오스트리아 비엔나에서 개최된 국제연합의 제1차 세계고령화회의에서 채택된 비엔나 국제고령화행동계획을 통해서 처음 다루어졌다. 이 행동계획에서 노인의 주택과 환경에 관한 권고 9에서 "노인 돌봄의 기본적인 원칙은 그들이 가능한 한 오랫동안 지역사회에서 독립적인 생활을 이끌도록 해야 한다"와 권고 19에서 "노인에게 집은 단지 거주지 이상으로 검토되어야 한다. 물리적인 것에 더해 심리적, 사회적 중요성을 갖는다. 따라서 정책은 가능한 한 오랫동안 그들의 집에서 계속 살도록 도와야 한다"로 AIP 개념을 설명한다.(이

---
1. 이민홍, 「인간 중심 돌봄 실천 패러다임 전환을 통한 노년기 Aging in Place 모색」 2023 사회복지 공동학술대회. 한국사회복지학회 (발표 자료 일부 내용 제시)

윤경 외, 2017) 여기서 AIP가 단순하게 집이라는 물리적 공간만으로 한정하지 않는다.

국제연합은 2002년 마드리드에서 제2차 세계고령화회의를 통해서 국제고령화행동계획을 발표했다. AIP를 위해서 도시, 농어촌, 병원, 직장 등의 다양한 환경을 더욱 고령친화적으로 조성할 필요가 있다는 내용을 담았다.(정경희 외, 2012) 특히 세계보건기구가 주도하는 고령친화도시는 노인이 신체적 및 인지적 건강이 저하되어도 자신이 살아왔던 지역사회에서 불편함을 최소화하여 생활할 수 있는 사회적 및 물리적 환경을 조성하는 것이다. 고령친화도시의 구성 요소인 야외공간과 건물, 교통, 주택, 사회참여, 존경과 사회통합, 시민참여와 고용, 커뮤니케이션과 정보, 지역사회지원과 의료서비스 등의 점검 항목을 통해서 고령친화도시 네트워크를 운영한다. 초고령화로 인하여 노인 돌봄 비용이 증가함에 따라서 병원이나 시설보호보다는 가능한 오랫동안 지역사회에서 살아갈 수 있도록 지원하는 것은 부양 비용을 절감하는 것이 지속가능한 돌봄체계 구축을 위해서 필요한 상황이다.

AIP는 노인이 가능한 오랫동안 익숙한 집이나 지역사회에서 독립성, 개별성, 자율성, 존엄성, 사회적 관계를 유지하면서 사는 것을 의미한다. 서비스형 주거시설, 노인주택, 노인요양시설도 AIP 개념을 광의적 차원에서 적용할 수 있다. 시설에서 프라이버시를 유지하고 자율적으로 일상을 선택하며 사회적 관계를 지속할 수 있는 사회적 및 물리적 환경 조성을 의미한다. 즉 시설에서 생활하더라도 자기결정권, 독립성, 사회적 관계, 집과 같은 환경 등을 제공해야 시설의 사회화로 AIP에 해당한다.(Forsyth & Molinsky, 2021) 하지만 집단 거주시설 방식은 AIP가 지양하는 것으로 노인이 혼자이거나, 가족과 함께 살 수 없는 상황 또는 재가서비스로 돌봄 필요를 충족할 수 없는 경우에 한정된다.

(2) 강점 관점 돌봄

공식적 및 비공식적 돌봄 제공자에 의존하기보다 노인 개인과 지역사회가 함께 협력함으로써 더욱 나은 삶을 살 수 있게 된다.(Saleebey, 2006) 노인 스스로 자신의 신체적, 정신적, 사회적 건강을 유지하거나 증진하려는 돌봄 활동으로 자기 돌봄도 강점 관점 돌봄과 연결된다. 최상의 돌봄이 클라이언트와 협력과 환경 속에 존재하는 자원의 활용 속에서 가능하다.

강점 관점 접근 방식은 부족이나 결점에 초점을 두는 것이 아니라 잠재력, 기술, 관계 및 지역사회 자원을 먼저 탐색한다. 강점 관점에서는 사람들에게 정보를 제공하고 권한을 부여하고 연결하는 역할을 하는 돌봄체계와 쉽게 접근할 수 있도록 하는 지원 경로가 필요하다. 노쇠 및 만성질환이 있는 노인은 집에서 거주하기 위한 일상생활 능력이 저하되어 식사 준비, 위생, 청소, 외출 등에서 어려움을 경험하게 된다. 하지만 바로 요양시설에 입소하게 되면 자신이 사는 지역 사람들과 관계가 단절되고 지역사회 공공서비스를 활용 못 하게 된다. 이럴 때 지역사회에서 이용할 수 있는 방문돌봄, 주간 보호서비스, 단기보호 등을 통해서 노인이 집에서 생활하도록 지원한다. 또는 저소득층 학생이 노인의 집에서 저렴한 비용으로 생활하게 하면서 노인의 일상생활을 지원하는 Home Share 프로그램을 활용할 수도 있다.(Fox, 2013)

강점 관점 돌봄은 노인의 강점과 가능성에 대한 신뢰를 전제로 노인이 스스로 자기 삶을 긍정적으로 변화하도록 한다. 단순히 노인에게 돌봄서비스를 제공하는 것이 아니라 돌봄서비스 이용자로서 노인이 자기 주도권을 보장받고 잔존기능을 회복하는 방향으로 돌봄서비스 제공자와 공동작업을 하게 된다.(김유진 외, 2020) 또한 노인 스스로 자신의 건강, 생활, 환경 관리를 적절하게 하여 건강 유지 및 삶의 질을 향상하려는 자기돌봄도 강점 관점 돌봄에 포함된다.

(3) 예방적 돌봄

예방적 돌봄은 노인 건강을 증진시키고 허약함을 지연시키는 돌봄으로 신체적, 정신적, 사회적 건강 유지 및 증진과 건강 저하를 가속화하는 위험요인 축소 및 제거를 의미한다.(Frost et al., 2018) 이는 노인이 가능한 오랫동안 자신의 집과 지역사회에서 생활하도록 지원하는 기능을 하게 된다. 노인은 건강이 악화되면 가정 내에서 생활하기가 어려워 노인요양시설 입소나 요양병원에서 집중 돌봄을 받아야 하므로 이를 지연하는 것이다.

예방적 돌봄은 건강한 노화를 촉진해서 건강 악화나 감염(전염병)으로 인한 사회적 및 경제적 비용을 줄이기 때문에 지속가능한 돌봄 제도를 위해 국가적 차원에서 필요하다. 특히 건강한 생활방식을 통해서 만성질환의 예방이나 만성질환이 있는 상태에서도 만성질환을 악화시키지 않는 식습관, 운동, 사회참여를 돌봄으로 지원한다. 이에 따라 예방적 돌봄을 위해서 복지, 의료, 간호, 예방, 주거 서비스 등이 포괄적으로 필요하게 된다.(강은나, 2016)

국내에서 예방적 돌봄의 대표적 서비스로 노인 맞춤 돌봄서비스가 있다. 이 서비스는 보건의료와 복지, 지역사회 자원연계 등으로 포괄적 서비스를 제공하고 생활교육 영역에서 신체건강, 정신건강 분야까지 확대했다. 노인 건강에 필요한 다양한 서비스 제공, 일상생활 지원 영역에서 이동 활동지원과 가사 지원 분야의 대면 돌봄서비스 제공 등이 있다. 지역사회 통합돌봄 측면에서 지역사회의 다양한 공식, 비공식 자원을 연계

해서 제공하도록 제도화 등을 통해 서비스 내용을 설계했다.(이민홍 외, 2020)

(4) 돌봄 권리

돌봄 권리는 인권으로부터 출발한다. 인권은 허공에 떠 있는 철학이나 윤리가 아니라 헌법을 통해 법적 근거를 가진다. 인권에 대한 공통적 이해는 1948년 12월 10일 유엔 총회에서 발효한 세계인권선언문에 기초하며, 인류 역사상 가장 많은 희생(특히 나치의 인종 말살 정책)이 발생한 세계 대전의 반성적 성찰로 인간 권리와 자유를 위해 탄생한 것이다. 국제연합은 세계인권선언을 통해 모든 국가가 최소한 지켜야 할 행동규범을 제시한다. 인류가 자유, 정의, 평화, 안전, 번영, 행복으로 나가는 첫걸음을 내디딘 것이다.

세계인권선언[2]은 30조로 구성되어 있으며, 자유권(3-21조), 사회권(22-27조), 연대권(28조)으로 구분된다. 자유권은 억압으로부터 저항하는 자유권으로 시민적 및 정치적 권리, 사회권은 자원 생성과 분배에서 참여와 경제적, 사회적, 문화적 권리, 연대권은 경제적 발전 공유와 발전적, 환경적 권리를 의미한다.(양옥경, 2017)

---
2. 세계인권선언문 번역은 국가인권위원회(2025)가 제시한 국가인권규범의 세계인권선언 한글판 활용

돌봄 수혜자의 경우 사회권 제25조 "모든 사람은 먹을거리, 입을 옷, 주택, 의료, 사회서비스 등을 포함해 가족의 건강과 행복에 적합한 생활 수준을 누릴 권리가 있다"가 해당된다. 반면 돌봄 제공자는 사회권 제23조 "모든 사람은 일할 권리, 자유롭게 직업을 선택할 권리, 공정하고 유리한 조건으로 일할 권리, 실업 상태에서 보호받을 권리가 있다. 모든 사람은 차별 없이 동일한 노동에 대해 동일한 보수를 받을 권리가 있다"와 제25조 "모든 사람은 노동시간의 합리적인 제한과 정기적 유급휴가를 포함하여, 휴식할 권리와 여가를 즐길 권리가 있다"에 해당하며 이는 노동권이라고도 불린다.

돌봄 수혜자와 관련해서 헌법 제34조 5항에서 "신체장애자 및 질병, 노령 기타의 사유로 생활능력이 없는 국민은 법률이 정하는 바에 의하여 국가의 보호를 받는다"라고 명시하여 국가로부터 돌봄을 받을 권리를 규정하였다. 돌봄 제공자와 관련해서는 제32조 3항에서 "근로조건의 기준은 인간의 존엄성을 보장하도록 법률로 정한다", 제33조 1항에서 "근로자는 근로조건의 향상을 위하여 자주적인 단결권, 단체교섭권 및 단체행동권을 가진다"를 통해 돌봄 노동자의 노동권을 규정한다.

위와 같이 돌봄 권리는 돌봄 수혜자와 돌봄 제공자의 두 가지 측면으로 구분해서 접근해야 한다. 돌봄 권리는 인권과 헌법을 통해서 인간이면 보장받아야 할 권리이다. 인권은 자유권,

사회권, 연대권으로 발달했는데, 돌봄 권리는 사회권에 해당한다. 인간은 존엄하고 인간답게 살기 위해 필요한 돌봄을 받을 권리가 있다. 돌봄 제공자는 노동자로서 일할 권리, 자유롭게 선택할 권리, 동일한 노동에 동일한 보수, 노동시간의 합리적 제한과 휴가 등의 노동권을 가진다. 인권은 국제연합의 세계인권선언으로 명시적으로만 존재하는 것이 아니라 국가가 반드시 보장해야 할 권리로 헌법을 통해 규정한다. 대한민국도 국민이 돌봄을 보장받아야 하는 돌봄 권리와 노동자로의 돌봄 제공자의 노동권을 헌법을 통해 명시하였다.

2) 인간 중심 돌봄 등장 및 의미

AIP는 개별성과 독립성에, 강점 관점 돌봄은 노인이 할 수 있는 것에 초점을 맞춘다, 예방적 돌봄은 건강 증진과 건강 저하 요소 예방을 통한 독립성 유지를, 돌봄 권리는 노인의 자유권과 사회권 보장을 의미한다. 돌봄 실천 패러다임을 종합하면 노인 개별성, 자유, 존엄성, 선택성, 독립성 등의 단어로 요약해 볼 수 있다. 이는 인간 중심 돌봄을 의미한다.

개인 정체성, 가치와 신념 등을 의미하는 자아가 인간 중심 돌봄의 핵심이다. 자아는 기억 그 이상이며, 인지 능력 관점에서만 봐서는 안 된다. 인간 중심 돌봄은 자아를 인식하고 유지하는 것에 초점을 둔다. 자아나 개인적 정체성 구성이 완전한 기억에만 성립하는 것이 아니라 인지장애가 상당한 상태에도 자아가 존재한다.(Sabat & Collins, 1999)

Sabat와 Harré(1992)는 사례 연구를 통해 개인 정체성을 의미하는 자아가 알츠하이머 말기까지 지속한다고 하였다. 노인에게 알츠하이머 치매가 발생해도 다양한 성격적 특성이 완전히 사라지지 않고 남아있다. 자아 상실이 알츠하이머라는 질병에서 국한한 것이 아니라 역기능적 사회적 상호작용의 부정적 결과임을 의미한다. 알츠하이머 노인은 다른 사람과 상호작용에서 드러나는 대화나 언어를 통해 자아를 유지할 수 있다. 치매 발병 전부터 살아오면서 형성된 자아(자기다움)를 존중하는 것이 인간 중심 돌봄에서 강조한다.

인간 중심 돌봄 개념과 특성에 대한 논의는 노년 병리학과 노인요양시설 서비스 질 개선 논의에서 시작하였다. 미국 노년병리학회에서는 인간 중심 돌봄에서 개인 가치와 선호가 건강과 삶의 목표를 지원하기 위한 모든 치료 활동의 나침판 역할을 한다고 하였다.(American Geriatrics Society, 2016) 인간 중심 돌봄은 개인과 그 개인에게 중요한 사람들을 포함하여 서비스 제공자들 간 활발한 협력을 의미한다. 노인에게 이러한 협력은 개인이 희망하는 범위 내에서 의사결정을 할 수 있도록 지원한다.

노년 병리학이나 노년학에서 인간 중심 돌봄은 치매 노인에 대한 치료나 돌봄에서 주로 다루어진다. 대표적으로 Levy-Storms(2013)는 문헌 검토를 시행하여 ① 관계 기반 돌봄 및 서비스로 자아와 자기다움 지원, ② 개별화된 활동과 의미 있는 사회참여 제공, ③ 돌봄 및 치료 제공 전문가 가이드 기능 등 세 가지 공통 사항이 있음을 밝혀냈다.

Kogan과 동료들(2016)은 인간 중심 돌봄의 가장 중요한 특성은 ① 전인적 또는 인간 중심 돌봄, ② 존중과 가치, ③ 선택, ④ 존엄성, ⑤ 자기결정, ⑥ 목적 있는 삶 등이라고 하였다.

이수경과 최윤경(2021)은 인간 중심 돌봄에 관한 국내외 연구 자료를 토대로 자율성·선택, 편안함, 인식, 안전·보안, 다양한 공간, 사생활, 관계, 안녕, 직원 케어, 집과 같은 환경, 포괄적인 서비스 등 11가지 구성 요소를 제시하였다.

결국 인간 중심 돌봄은 질병 자체가 아니라 한 개인을 중심으로 의료 행위나 돌봄을 제공하는 가치나 철학을 의미한다.

또한 노인요양시설에서 인간 중심 돌봄은 미국을 중심으로 1980년대부터 시작하였다. 노인요양시설이 사회와 단절된 집단시설로 노인의 삶이 비인간화되고 시설 내에서 상당한 제약을 받는 문제점이 제기되었다. 구체적으로 요양시설에서 똑같은 옷을 입고 있는 노인들은 정해진 시간에 똑같은 음식으로 식사하고, 똑같은 TV 프로그램을 시청하거나 활동에 참여하고, 정해진 시간에 씻고, 정해진 시간에 소등되어서 잠자리에 들게 된다. 시설 거주 노인의 개별 욕구보다 시설 중심에서 돌봄을 효율적으로 달성하는 과정에서 나타난 현상이다.

요양시설 거주 노인은 교류가 결핍되어 느끼는 외로움, 자기 일상생활에서 스스로 결정하거나 수행할 수 있는 능력이 없다고 느끼는 무기력, 자신이 가치를 두는 활동을 하지 못하는 지루함 등의 고통으로 겪는다. 이런 외로움, 무기력, 지루함의 고통은 전통적인 의료 중심 모델로는 해결이 불가능하다.(이민홍, 2017)

인간 중심 돌봄은 시설에 거주하는 노인의 비인간성을 해결하기 위해 거주자 중심 케어와 가정과 같은 환경 조성을 시설에 최대한 반영하는 것이다. 주로 Eden Alternative 모델, Green House 모델, Pioneer Network 모델 등이 미국에서 활용된다.

또한 일본은 유니트 케어(Unit Care) 모델을 통해서 노인요양시설에서도 일반 가정처럼 생활하도록 환경을 조성한다.(이민홍, 2019) 스웨덴에서는 그룹홈 형태로 노인 돌봄시설을 운영하고 있어서 치매 노인이 최대한 가정과 같은 분위기에서 생활할 수 있도록 지원한다.(Rosendahl et al., 2016)

3) 인간 중심 돌봄 : 지역사회

인간 중심 돌봄은 특정 질병이나 욕구에 초점을 두기보다는 노인도 전인적 사람임을 강조한다. 인간 중심 돌봄의 시작은 노인 병리학이나 노인 생활시설(요양병원, 요양시설)에서 생성된 개념이다. 하지만 이제는 지역사회 노인을 위한 돌봄을 위해서도 활용된다. Feinburg(2014)는 인간 중심 지역사회 돌봄의 중요한 요소로 다음과 같이 제시하였다.

(1) 노인 및 가족 존엄성과 존중

건강 및 사회복지 전문가는 개인과 가족의 필요, 가치, 선호도 및 치료 목표를 경청하고 존중하며 "당신에게 중요한 것은 무엇입니까?"라고 물어야 한다. 노인에게도 일상생활과 삶의 질에서 중요하게 인식하는 목적과 의미가 있다. 예를 들어 노인 맞춤 돌봄서비스를 이용하는 이미남 할아버지(80세)의 목표는 6개월 후 손자 결혼식에 참석하거나 매주 일요일 교회에 나가서 예배하는 것이다. 확인된 목표와 선호도는 치료 환경 전체에서 서비스 및 지원 계획, 전달 및 조정에 반영해야 한다.

(2) 전인적 인간 이해

돌봄 및 지원서비스를 제공하는 과정에서 전인적 차원에서 노인의 특성을 고려해야 한다. 특히 가족 및 친구 관계 맥락에서 그 노인을 이해한다. 또한 신체적 및 정신적 건강, 문화적 전통, 사회적 지원, 지역사회와 관계를 면밀하게 파악해서 돌봄서비스를 제공한다.

(3) 개인 및 가족 정보, 돌봄 경험 및 지원 욕구 이해

노인과 가족 사정을 기반으로 하는 돌봄 계획은 개인과 가족 목표, 가치 및 선호도를 반영한다. 이는 개인에게 의미 있는 욕구와 필요(예: 일일 일정 관리) 및 가족이나 친구 요구사항(예: 교육 및 훈련, 임시 간호)을 토대로 한다. 과도하게 스트레스 받지 않고 돌보는 역할, 가족 필요와 우려 사항을 인식하고 경청하는 것은 좋은 돌봄 계획의 기본 원칙이다.

(4) 의사소통, 의사결정 과정 참여, 역량 강화 증진

돌봄 제공자가 노인과 가족을 지원할 수 있도록 의사결정 과정에서 최대한 노인과 가족이 참여하도록 해야 한다. 이를 위해서 노인과 가족이 돌봄서비스에 대한 정보를 정확하게 알도록 충분히 제공해야 하며, 정보에 접근할 수 있도록 해야 한다.

(5) 돌봄 제공기관 간 조정과 협업

복잡하고 만성적인 돌봄이 필요하고 일상생활 능력이 저하된 노인을 돌보기 위해서는 보건 및 복지서비스가 통합적으로 개입해야 한다. 보건 및 복지서비스는 노인과 가족이 접근 가능해야 하고 욕구에 대해 포괄적으로 대응해야 한다. 특히 신체 및 인지 노화 과정에서 지속적으로 돌봄서비스 내용을 조정하면서 욕구 변화에 탄력적으로 대응하는 것이 중요하다.

4) 인간 중심 돌봄 : 생활시설(집중 돌봄 제공)

노인요양시설에서 인간 중심 돌봄은 개별화된 돌봄과 집과 같은 환경을 제공하기 위한 모든 형태의 노력을 의미한다. 인간 중심 돌봄을 위한 실천 노력을 '문화 변화'라고 부르기도 한다. 이는 시설에서 모든 문화를 거주자 중심으로 바꾸자는 취지에서 문화 변화라고 한 것이다.

주요 내용은 ① 거주자 중심(케어 및 시설 생활에 관련된 활동들을 거주자가 선택하고 결정), ② 가정과 같은 환경(환경은 시설보다 가정집처럼 조성), ③ 친밀한 관계(거주자, 가족, 직원, 그리고 지역사회가 서로 친밀한 관계를 형성), ④ 직원 임파워먼트(직원들이 거주자 욕구와 요구에 대응할 수 있는 역량 강화), ⑤ 협동적 의사결정(의사결정이 수평적으로 이루어지는 구조), ⑥ 지속적 및 포괄적 노인 상태 모니터링(포괄 측정 도구를 적용하여 서비스 활동을 모니터하고, 지원하고, 개선할 수 있도록 체계적 과정 운영) 등이 인간 중심 돌봄을 실행하는 전략이다.(Koren, 2010)

예를 들어 거주자 중심 케어는 거주자가 식사 시간 스스로 결정, 식사 메뉴와 양을 스스로 결정, 목욕 방법(샤워, 욕조 이용, 침대 목욕 등) 스스로 결정, 거주자 요구에 근거한 케어 계획, 늦잠 잔 경우 늦은 시간에도 아침 식사가 제공, 취침 시간 스스로 결정, 기억력 문제와 관련된 활동 제공, 가능하다면 오래 걸리더라도 혼자 옷 입는 것 등이 있다.

집과 같은 환경 조성은 거주자 스스로 방 꾸밈, 자기 방문자를 다른 거주자와 공유하는 공간(거실, 식당 등)에서 만날 수 있음, 식당은 소수 집단(5-10명 내외)이 공유, 실내에 꽃과 식물을 키울 수 있음, 실내에 애완동물을 키울 수 있음, 지역사회 아이들의 시설 방문, 노인요양시설이 집처럼 보이고 느껴짐, 순간적인 기분에 따라 행동할 수 있음(정해진 계획대로 운영하기보다 상황에 따른 유연한 서비스 제공), 가족사진 등 거주자 개인 물건을 놓아둘 수 있음, 거주자가 원할 때마다 정원에서 산책하는 것 등이 있다.(최재성, 2015)

2장

국가별 치매 노인 인간 중심 돌봄 사례

1. 영국

1) 치매 친화 지역사회 만들기(Dementia-friendly Community)

영국은 노인 인구 증가와 함께 늘어나는 노인성 질환인 치매에 대응하기 위해서 2009년 처음으로 국가 치매 전략(National Dementia Strategy)을 발표했다. 특히 2012년 총리 치매 대응 계획(Prime Minister's Challenge on Dementia)을 수립해서 치매 친화 지역사회를 조성하는 정책을 시작하였다.(Wortmann, 2013)

치매 친화 지역사회는 치매 노인의 자기 선택권 존중과 친숙한 환경에서의 생활을 강조하는 인간 중심 돌봄을 가장 중요한 핵심 원칙으로 한다.(Hebert & Scales, 2019) 지역 정부 연합(Local Government Association: LGA)과 치매 혁신 기구(Innovations in Dementia, ID)가 2012년 5월 처음으로 치매 친화 지역사회 가이드를 발표하였다.(U.K. LGA, 2015)

현재 치매 친화 지역사회를 만들기 위해서 영국 보건부 재정 지원을 통해 알츠하이머 협회(Alzheimer's Society)와 지역의 치매 활동 연합(Dementia Action Alliance)이 치매 친화 지역사회 인증 프로그램을 개발하여 운영 중이다. 알츠하이머 협회의 치매 친화 지역사회는 치매 환자를 이해하고, 존중하고, 지원하며, 지역사회에 기여할 수 있는 도시, 마을, 동네를 의미한다. 여기서는 치매 환자가 자기 삶에 대한 통제력과 선택권을 가지고 지역사회에 참여하게 된다.

지역사회 주민은 치매에 대해 올바르게 이해하고 있다. 치매 친화 지역사회의 특성은 ① 치매 노인 참여, ② 치매 인식 제고, ③ 치매 친화 지역사회 활동 제공, ④ 치매 노인 지역사회 기여 인정, ⑤ 치매 조기 검진 및 인간 중심 돌봄과 의료서비스 제공, ⑥ 사회활동 및 정서 지원 제공, ⑦ 치매 노인 적합 주거환경 지원, ⑧ 치매 노인 맞춤형 이동 서비스 제공, ⑨ 안전한 물리적 환경 조성, ⑩ 치매 고객 친절 서비스 제공 등이다.(Green & Lakey, 2013)

치매 친화 지역사회 인증 표준 지침(Code of Practice for The Recognition of Dementia-friendly Communities in England)에서는 8개 분야에서 평가 기준이 있다. ① 예술, 문화, 여가(Arts, Culture, Leisure and Recreation), ② 기업 및 상점(Businesses and Shops) ③ 아동, 청소년, 학생(Children, Young people and Students), ④ 지역,

비영리, 종교 집단 및 조직(Community, Voluntary, Faith Groups and Organizations), ⑤ 소방, 경찰 등 응급서비스(Emergency Service), ⑥ 의료 및 사회 돌봄(Health and Social Care), ⑦ 주거 환경(Housing), ⑧ 대중교통(Transportation) 등이다.(U.K. LGA, 2015)

2023년에 영국 잉글랜드(England)에서만 289개 지역이 치매 친화 지역사회로 인증받은 상태이다.(U.K Alzheimer's Society, 2023)

[표 9] 치매 친화 지역사회 조성 8대 분야

분야	주요 관계자	추진 과정	공간
예술, 문화, 여가	여가문화센터, 도서관, 평생 교육원 등 예술·문화 여가 관련 종사자 치매 환자(가족)를 위한 다양한 프로그램 홍보, 개발 및 보급	치매 환자 맞춤 예술, 문화 여가 활동 개발 및 보급 치매 환자, 가족, 지역사회 주민 참여 프로그램	치매 노인이 이용하기 쉽고 안전한 디자인 조성
기업 및 상점	기업과 상점 경영자 치매 노인과 가족 차별, 법으로 금지	종사자 대상 교육과 훈련 제공(치매 지식, 치매 환자 대하는 법 등)	치매 환자가 이용하기 쉽고 안전한 디자인
아동, 청소년, 학생	아동, 청소년이 치매 노인과 함께 할 수 있는 다양한 활동 참여	초중고교와 대학교 교과 과정 중 치매 관련 내용 포함 치매 예방, 돌봄 등에 대한 지식 제공 치매 노인 만남 및 활동 기회 제공	아동 및 청소년이 치매 노인과 함께 대화와 활동을 할 수 있는 편안하고 조용한 장소

지역, 비영리, 종교 집단 및 조직	지역, 비영리, 종교 기관 종사자 및 자원봉사자	치매 노인이 한 인격체로 존중받고 적극적으로 다양한 조직 내 활동에 참여할 수 있는 기회 제공 치매 환자 방문 서비스, 이동지원, 자조모임, 기억 카페 등	치매 환자가 이용하기 쉽고 안전한 디자인
응급 서비스 (소방, 경찰)	응급서비스 종사자 치매 환자와 의사소통 방법, 안전 위험 요소(화재, 범죄 등) 감지 및 적절한 대처	치매 환자 정기적 방문 점검	치매 환자가 이용하기 쉽고 안전한 디자인
의료 및 돌봄	의료 및 사회서비스 종사자 치매 환자 기초 훈련 제공 (치매 환자 가족 지원 포함) 치매 담당 종사자 심화 훈련 추가	검진 및 사후 서비스 연결, 생애말기 돌봄, 통합적 서비스 제공	치매 환자가 이용하기 쉽고 안전한 디자인 병원, 요양원 등 의료, 돌봄 시설이 더욱 정교한 치매 친화 디자인 가이드라인 제공
주거 환경	주거 공무원, 건설 및 디자인 분야 종사자	치매 환자가 이용하기 쉽고 안전한 디자인 원격진료 등 기술 보급 외부 공간 접근 용이 치매 환자 일시적 부재 시 (입원 등) 유지·보수 작업	안전 및 의료 기술(원격 진료, 위치추적장치 등) 화재경보 알람 등 안전장치 작동 확인 입출입 및 실내 이동 용이
대중 교통	대중교통 고객 서비스 담당자 치매 훈련 수료 치매 환자는 대중교통 이용 시 장애인확인증, 비상 연락처 소지 독려	전철, 버스, 공항 등에 대한 접근성, 실내 디자인 등은 법적 규정	주요 정보(정차역 등) 시청 안내 제공 충분한 좌석 공간 제공 보기 쉽고 눈에 띄는 안내 표시, 지도 설치 대중교통 부재·부족 시 대체 이동수단 제공(자원봉사 운전자, 치매 친화 택시 서비스 등)

출처 : 남궁은하(2022). p.13-14. 내용 수정

2) 인간 중심 시설 돌봄 사례

시설에서 치매 노인 인간 중심 돌봄은 거주 노인의 필요, 욕구, 선택을 서비스 기획, 제공, 평가 등 전 과정에서 가장 중요한 위치에 둔다. 개인 특성이나 선호에 맞는 서비스를 제공하는 것으로 치매 노인이 어떤 사람인지, 역량을 파악하고, 과거에 살아왔던 방식 등을 중요하게 반영한다. 예를 들어, 좋아하는 것, 싫어하는 것, 취미, 관심사 등을 포함해서 생활방식, 삶의 궤적, 문화, 선호도 등을 이해한 상태에서 돌봄 내용이 구성된다.

돌봄 제공 인력은 치매 노인 관점에서 바라보며, 돌봄 제공 과정에서 치매 노인의 개별성과 선택에 우선순위를 부여한다. 시설에 거주하는 치매 노인에 대한 존중으로 돌봄을 제공하는 인간 중심 접근은 치매 노인의 공격적 행동을 감소시키는 효과가 있다. 서비스를 효율적으로 제공하기 위해 인력 배치나 시설을 운영하기보다 치매 노인 시각에서 조직을 운영한다.(Care UK. 2025)

(1) 소원 나무(Wishing Trees) 운영

영국 노인요양시설에서는 '소원 나무' 프로그램을 운영한다. 시설에 거주하는 노인이 나무에 소원(희망)을 적어서 매달면, 시설 돌봄 인력과 가족은 그 소원을 들어주기 위해 최선을 다한다. 문신을 새기거나, 유명인을 만나거나, 비행기를 타는 등 크고 작은 소원이 접수된다. 시설에 거주하는 치매 노인이 만족스럽고 활동적 삶을 살도록 돌봄을 제공하는 것이 인간 중심 돌봄 시설의 비전이다. 소원 나무 프로그램은 이러한 비전을 실행하는 한 방법이다. 인지기능이 저하된 거주자가 소원 나무 프로그램으로 자신이 좋아하던 축구팀 경기를 적어서 실제로 관람하도록 해 과거 응원했던 기억을 떠올리고 즐거워했던 사례가 대표적이다.(Care UK, 2025)

(2) 인간 중심 돌봄 시설 사례(Woodside Care Village in Warwick)

영국 워릭(Warick)에 있는 Woodside Care Village(치매 노인 돌봄단지)는 비영리 기관에서 운영한다. 비용은 주당 1,200-1,400파운드 정도 된다. 직원 배치 비율은 5-6명당 2명이다. 단지는 12가구가 있으며, '도시형', '시골형', '전통형' 스타일로 집을 지어서 마치 작은 마을처럼 되어 있다. 각 가구에는 자체 주방, 식사 공간, 거실, 욕실이 갖춰져 있으며, 침실이 5-7개 정도 있다. 이곳은 치매 환자 삶의 질 향상이라는 목적으로 설계되어서 겉으로 보이는 것과는 다르다. 치매 노인이 작은 슈퍼마켓에서 쇼핑하고, 카페에서 어울리고, 미용실에서 머리를 단정하게 할 수 있고, 취미활동(골프, 수영)을 할 수도 있다.

식당(가게)에서 음식과 간식을 판매하기는 하지만 이는 요양원에 거주하는 치매 노인에게 더 많은 자율성을 부여하도록 의도된 것이다. Pam(69세)은 매일 아침에 무엇을 먹을지 선택해 집으로 가져가서 4-5명의 거주자와 함께 음식을 나눠 먹는다. 치매 노인은 식당에서 요양 인력이 준비해 둔 음식을 먹거나 직접 요리를 할 수도 있다. 신선한 재료와 말린 재료 중에서 선택하기도 있다. 청소를 원한다면 준비된 청소 도구를 사용하면 된다. 치매 진단에 상관없이 일상생활이 가능하도록 갖춰져 있다. 보통 시설로 입소하게 되면 자신이 하고 싶은 일을 더 이상 못한다고 생각하지만, 여기서는 자기가 했던 것을 지속할 수 있다.(Woodside Care Village, 2025)

일반적으로 치매 노인은 요양원에서 치매가 없는 노인들과 분리되어서 별도의 층이나 공간에서 돌봄을 받는다. 이러한 시설을 경험한 치매 노인의 가족은 마치 다른 행성에서 사는 것 같다고 한다. 하지만 이 시설에서는 치매 노인과 치매가 없는 노인이 분리되기보다는 함께 생활하도록 환경을 조성한다. 또한 입소자가 동의하는 경우 각 방에 음향 및 카메라 모니터가 설치된다. 밤에 일어나거나 불안해하는 것을 빠르게 인지해서 다른 거주인의 수면에 방해되지 않도록 한다. 수면위생이 건강하면 낮에 졸음이 줄고, 더 잘 먹고, 더 많이 운동하고, 덜 흥분하게 한다. 낙상 사고 발생률도 감소하는 효과를 가져온다. 영국에서 인간 중심 돌봄을 제공하는 시설에 거주하는 치매 노인이 삶의 질이 높고, 우울증 및 공격성이 감소하며, 병원 방문도 줄어들며, 항우울제 사용량도 감소하는 것으로 나타났다.(Booth, 2022)

2. 일본

1) 지역에서 지원하는 치매 케어 : 지역포괄케어 시스템[1]

일본은 2007년 65세 이상 인구 비율이 20%가 되는 초고령사회에 진입하였다. 2020년 28.9%, 2030년 31.2%, 그리고 2040년 35.4%로 노인 비율이 증가할 것으로 전망한다.(三井住友信託銀行, 2022) 일본에서는 우리나라 노인장기요양보험제도와 같은 목적으로 운영하는 돌봄 사회보험제도로 1997년 개호보험이 제정되었다.

치매라는 용어가 내포하는 부정적 이미지를 개선하고자 2004년부터는 '치매' 용어를 '인지증'으로 변경하였다. 치매 노인을 위한 국가 차원의 계획도 골드플랜(1989년), 신골드플랜(1994년), 오렌지플랜(2012년), 신오렌지플랜(2015년), 인지증시

---

1. 이민홍, 「노년기 돌봄학 이해 : 자기돌봄에서 요양병원까지」 학지사, 2025

책추진대강(2019-2025년) 등을 수립하여 추진하고 있다.(原勝則, 2021) 2023년 공생사회를 실행하기 위한 「인지증기본법」(共生社会の実現を推進するための認知症基本法について)을 제정하였다. 주요 목적은 치매 노인이 한 국민으로 자기 개성과 능력을 충분히 발휘하고 상호 인격과 개성을 존중하여 서로 지지하는 사회를 조성하기 위한 것이다. 특히 치매 노인의 존엄, 희망, 인권, 자기다움, 지역사회 거주 등을 강조하고 있어서 인간 중심 돌봄과 연결된다.

국가에서 전략을 수립하고 지역에서 서비스를 제공하는 중추적 전달체계는 '지역포괄케어 시스템'이다. 지역포괄케어 시스템은 2005년 「개호보험법」 개정을 통해 도입되었다. 지역포괄케어 시스템을 통해서 주거, 의료, 간병, 예방, 생활지원 등이 종합적으로 연결된다. 치매로 인해서 일상생활을 독립적으로 하기 어려운 상황에도 친숙한 지역사회에서 계속해서 살아갈 수 있다.

의료, 요양, 지역사회 자원 연계 등을 활용해서 치매 노인과 그 가족을 지원하는 복합 서비스가 제공된다. 상태에 따라서 언제, 어디서, 어떤 서비스가 가능한지 파악하도록 발굴 및 진단, 일상 홈케어, 급성 악화기 케어, 생활시설 케어 등을 지원한다.(岡野明美 외, 2019)

일본의 지역포괄케어 시스템은 지자체별로 운영한다. 예

를 들어 일본 가와사키시는 지역포괄케어 시스템 구축을 위해 1단계(토대 만들기)에서 '추진 비전' 사고방식 공유를 진행하고, 행정 및 사업자, 관계 단체, 기관 등 전문조직은 시스템 구축을 위해 필요한 자원, 체계, 수법 등을 검토하여 구체적 추진 체계 토대를 마련했다. 2단계(시스템 구축하기)에서는 장래의 바람직한 모습에 대한 합의 형성을 도모하고, 행정을 비롯한 사업자와 쵸나이카이, 자치회 등 지역조직, 지역 자원봉사단체, 주민 등의 다양한 주체가 각각의 역할에 따라 구체적으로 행동을 하여 시스템 구축에 참여한다. 3단계(시스템 진화기)에서는 인구동향과 사회상황에 맞는 시스템으로 진화 등을 추진한다.(김지미, 2024) 다음 [표 10]은 가와사키시의 지역포괄케어 시스템 구축을 위

[표 10] 일본 가와사키시 지역포괄케어 시스템 구축 주요 내용

기본적 시각	주요 구축 내용
의식 양성과 참여 활동 촉진	① 지역포괄케어 시스템 홍보(만화, 리플렛, 포털 사이트 등), ② 재택의료 보급계발(재택의료서포터센터 출장 강좌), ③ 인지증 서포터 양성 강좌
주거와 주거방식	① 주택기본계획 기초 대응 추진(건강 장수 주거만들기 등), ② 재택기반 지원 개호서비스 기반 정비, ③ 주거지원협의회 운영 및 대응, ④ 다세대 교류 포함 지역 공간 설치, 운영
다양한 주체 참여	① 지역포괄케어 시스템 연락협의회에서의 다양한 주체에 의한 플랫폼 만들기, ② 시민활동센터, 볼런티어활동진흥센터 등 중간지원조직 운영
일체적 케어 제공	① 의료, 개호 연계 재택요양추진협의회 개최, ② 가와사키건행복수(健幸福寿) 프로젝트 실시, ③ 신변 상담지원체계의 충실(지역포괄지원센터 등), ④ 재택 팀의료를 담당하는 인재육성 연수 실시
지역 매니지먼트	① 각 구청에서의 '지구 카르테' 활용 지역 만들기 대응 추진, ② 지역포괄케어 추진실 설치(시청 건강복지국 내 설치), ③ 지역미마모리지원센터 설치(각 구청 설치), ④ '지역포괄케어 시스템 청내추진본부회' 개최

출처 : 김지미(2024)

한 주요 대응 내용을 요약한 것이다.

지역포괄지원센터의 운영 주체는 시정촌 또는 시정촌에서 위탁한 법인(사회복지법인, 의료법인 등)이며, 2-3만 명 인구 기준으로 1개소를 설치한다. 인력 구성은 간호사(개호예방), 사회복지사(재택의료, 개호 연계, 생활지원 코디네이터), 주임 케어매니저(종합 지원, 개호 예방 케어매니지먼트) 등이다. 노인이 치매 질환에도 지역사회에서 활력 있게 살 수 있도록 지원체계를 구축한다. 커뮤니티 케어 회의(의사, 치과의사, 약사, 간호사, 치위생사, 물리치료사, 작업치료사, 영양사, 요양보호사 등 의료 돌봄 전문직 참여)를 개최하여서 포괄케어 시스템이 작동하도록 한다.(遠藤英俊, 2022) 다음은 지역포괄지원센터를 통한 노인 이용 사례이다.

[표 11] 지역포괄지원센터 이용 사례

유형	지원 사례 내용
배회 노인	A씨는 치매로 길에서 자주 헤매거나 자택을 찾지 못하는 경우가 늘어났다. 가족이 눈을 뗀 틈에 행방불명이 되었다. 가족은 지역포괄지원센터에 연락을 했다. 지역포괄지원센터는 시내 주요 네트워크 공공 및 민간 기관과 협력을 통해서 B씨를 발견할 수 있었다. 센터는 배회가 걱정되는 노인을 위해서 GPS 대여 및 이용을 지원하고 있다.
적절 서비스 연결	건강하게 살던 B씨가 외출 중에 넘어져서 골절되었다. 응급차로 병원에 이송되어서 수술과 재활을 통해 집으로 퇴원했다. 하지만 스스로 가사활동을 하기가 어려워졌다. 지역포괄센터 상담을 통해서 방문 돌봄서비스를 이용할 수 있게 되었다.
질병 조기 발견	남편을 돌보는 부인(C씨)은 자신이 왼손으로 잡은 물건을 잘 떨어뜨리는 것 같다고 지역포괄센터에서 남편에 대한 돌봄 상담 과정에서 이야기했다. 지역포괄센터 간호사의 종합의료센터 진찰 의뢰를 통해서 C씨의 파킨슨병을 초기 발견하여 복약과 통원 치료를 받게 되었다.

출처 : 坂入郁子(2023)

2) 시설을 가정집처럼 소규모화 : 유니트 케어(ユニットケア)

일본에서 1990년대 중반부터 시설에서 집단으로 식사하는 등 집단생활에 대해 문제가 제기되었다. 시설 종사자 관점에서 내가 사랑하는 부모님을 여기에 모시고 싶지 않고 나도 늙어서 시설에 입소하는 것이 두렵다는 현장의 목소리가 나오기도 했다.

그러던 중 50명 정원 시설을 4개 그룹으로 나눠서 그룹별로 직원을 배치하여 일상생활을 지원하는 유니트 케어가 시도되었다. 소규모로 함께 식사를 준비하고 음식을 나눠 먹도록 변화를 꾀해 가능한 평범한 가정생활을 목표로 하였다. 노인요양시설의 자발적 서비스 질 개선 방안으로 출발했다가 2002년부터 유니트 보살핌이 가능한 환경 조성에 대한 정부 지원을 통해 제도화되었다. 유니트 케어 도입은 입소 노인에게 침대 체류 시간 감소, 거실 체류 시간 증가, 낮 수면 시간 감소, 낮 식사 시간 증가, 1인당 식사량 증가, 휴대용 화장실 설치대 수 감소 등의 긍정적 변화를 가져왔다.(厚生労働省, 2023)

유니트 케어는 가능한 가정과 같은 환경을 조성해 입소한 노인이 자기 개성과 신체 리듬에 맞춰 생활할 수 있도록 지원한다. 서비스 제공자 중심의 편의성에서 입소자 중심으로 돌봄 제공 축을 이동한 것으로 인간 중심 돌봄을 실현하는 방법을 시설에 적용한 것이다.

[표 12] 전통적 요양원 구조와 유니트 케어 요양원 구조 비교

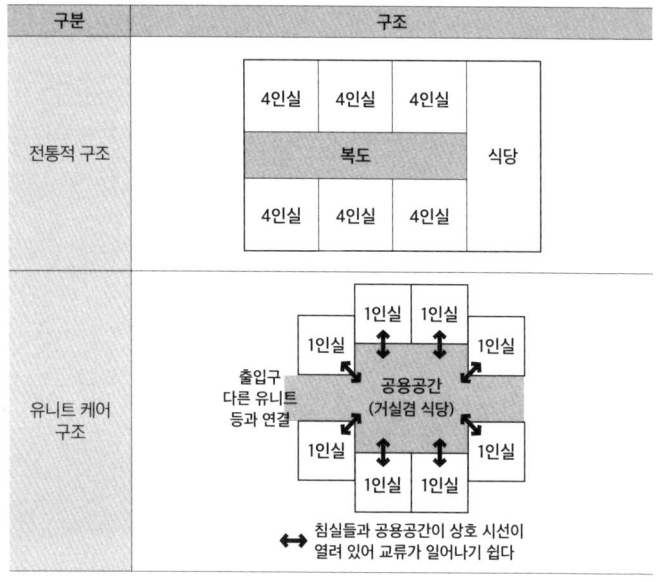

출처: 남윤철(2017)

주요 특성은 네 가지로 요약할 수 있다. 첫째, 개인실을 원칙으로 해서 기존에 4명 이상이 생활하는 다인실에서 1인 1실로 입소 노인의 사생활을 존중한다. 둘째, 생활 단위를 대규모에서 소규모화한다. 기존에는 50-60명의 집단을 돌보는 형태에서 물리적 공간을 10-15인이 생활하도록 유니트화 하여 소규모로 돌봄을 제공한다. 셋째, 유니트별로 돌봄 인력을 고정해서

노인별로 전담 돌봄 인력을 배치해서 노인과 돌봄 인력이 친밀한 관계를 형성할 수 있다. 넷째, 입소자 간에 교류할 수 있도록 공동생활실을 설치한다.(장윤정, 2009)

특히 유니트 케어 노인 생활시설은 치매 노인에게 매우 적합하다. 유니트 케어 시설에서는 익숙한 생활용품, 친숙한 가구류, 몸으로 익힌 생활 동작 등을 통해서 자신이 살던 방식을 유

[표 13] 유니트 공간 구성

		기존	유니트 케어
특성		- 4인실 중복도 형식 식당 1곳 등 대규모 설치	화장실 포함 개인 침실 10개 내외 거실 겸 주방 식탁 등 주택 형태
주요공간	침실	[보통 4~6인실] • 유니트 케어 이전 시설은 보통 4인실, 일부 2인, 6인실	[개인 침실] • 유니트 케어 보급과 함께 질적 향상을 위한 1인실이 기본 • 개인 가구, 물품 등 확보가 가능 • 개인 화장실 설치 권장
	침실 복도	[일렬로 된 침실과 복도] • 복도는 통과 동선이 되어 폐쇄된 침실이 될 수 있음	[중앙 위치 공용공간: 복도, 식당 역할] • 방과 공용공간 사이에 시선이 열려 있어 자연스럽고 가정적인 친밀한 교류
	식당	[복도 끝의 식당] • 대규모 공간으로 가정적 분위기 없음	• 평상시 주택 거실과 같은 공용공간에서 식사, 담화 • 단체 식사시간 구애받지 않고 개인식사
생활방식	일정	• 시설 전체 일정표 따름 (특히, 목욕)	• 정해진 일정표 없이 자기 집처럼 자기 신체 리듬에 따라 자유롭게 생활
	요양보호사업무	• 전체 노인에게 서비스 제공(대집단 케어) • 일방적이고 강요하는 서비스로 개인 성향 무시	• 유니트 내 요양보호사는 개별적 및 지속적 케어 제공 • 유니트 케어는 소집단 케어이지만 집과 같은 '개별 케어' 목표 설정 • 개인 성향 파악: 친밀한 가족생활을 유도하고 있지만 간혹 다툼이 발생할 수 있어 요양보호사는 입소자들 성격, 심신 상태, 생활습관 등을 파악: 특히 거실에서 노인들 간 인간관계가 원활할 수 있도록 관리 기능 수행 • 신체 케어가 줄어들고 여가 및 교류 돕는 업무 증가

출처 : 남윤철(2012, 2018)

지하게 된다. 치매 노인은 단기 기억을 거의 잃은 경우에도 경험이나 관습과 같은 장기 기억이나 신체적 기억을 보유하는 특성을 가진다. 익숙한 물건이나 몸으로 익힌 생활 동작을 통해 대화 실마리를 만들고 행동을 끌어낼 수 있다. 집에서 사용하던 가구나 추억이 깃든 생활용품 등 친숙한 물건도 치매 노인의 생활 안정에 도움을 준다. 집과 같은 환경의 주거 공간 규모가 치매 노인에게 안정감을 주며, 주방, 세탁실, 빨래 건조대라는 환경적 요소가 노인의 잔존기능을 발휘하게 해주기도 한다.(全国個室ユニット型施設推進協議会, 2023)

3. 스웨덴

1) 인간 중심 방문 돌봄서비스[2]

스웨덴의 65세 이상 노인 인구는 1970년 13.6%에서 2021년 20.4%로 매년 평균 0.8% 증가율을 보였다. 이런 추세로 2050년에는 노인 인구 비율이 23.0%로 예측된다.(Statistics Sweden, 2023) 최근 들어 스웨덴 사망자 통계에서 치매나 알츠

---

2. 이민홍, 『노년기 돌봄학 이해 : 자기돌봄에서 요양병원까지』 학지사, 2025

하이머로 인해서 사망하는 비율이 14.7%를 차지한 것으로 보고되었다.(World Health Organization, 2020)

스웨덴은 치매 노인에게 방문간호, 방문돌봄, 안전 확인, 음식배달, 주간보호, 단기보호 등의 재가 돌봄서비스를 제공한다. 치매 노인의 과반수가 방문 돌봄서비스(Home Care Services)를 이용하며, 대부분 시설 입소보다는 가능한 오랫동안 집에서 생활하는 것을 선호한다.(Odzakovic et al., 2019) 집은 개인 물건, 친숙한 환경, 주변 친구 및 이웃 네트워크를 통해서 편안함, 자유, 독립 등을 누린다. 하지만 치매 발병으로 인해서 자신이 사는 집에서도 낯설고 혼란스러워질 수 있어서 시설에 생활하는 경우보다 문제 행동이나 심리적 증상을 더 자주 보일 수도 있다.(Elmståhl et al., 2018)

스웨덴 정부의 치매 노인 돌봄 방향은 인간 중심 접근을 강조한다. 치매 노인이 가능한 오랫동안 정든 지역사회에서 거주하도록 Aging in Place(AIP)를 지원하며, 선택, 독립, 권리와 같이 인간 중심 돌봄 가치를 중요시한다. 인간 중심 방문 돌봄서비스를 제공하기 위해서 질병이 아닌 사람에 초점을 둔다. 치매 노인의 삶, 견해, 선호를 이해하고 사회적 네트워크를 유지하도록 지원한다. 방문 돌봄서비스를 이용하는 치매 환자는 개인으로 인정받고, 참여하며, 돌봄 인력과 관계를 유지하는 것이 돌봄의 핵심 특성이다. 조직 관점에서도 동일 직원이 서비스 제공, 상황에 따라 탄력적으로 제공하는 서비스 유연성, 다학제 전문가 협력 등 인간 중심 돌봄을 강조한다.(Hedman et al., 2022)

[표 14]는 Marulappa 교수와 동료들이 스웨덴을 포함하여 유럽과 북미지역에서 2000-2020년까지 발표된 논문에 대한 체계적 검토를 통해서 치매 노인을 위한 인간 중심 지역사회 돌봄 특성을 제시한 것이다.

[표 14] 치매 노인 인간 중심 돌봄 특성

영역	구성 요소	연구 결과
치유 관계 조성	• 역할과 책임 논의 • 정직하고 개방적 소통 • 돌봄 인력 역량 신뢰 조성 • 표현적인 배려와 공감 • 라포 형성	• 파트너십 강조 • 존엄성과 존중 보장
정보 교환	• 요구사항과 선호 탐색 • 모든 당사자 정보 공유 • 추가 정보 제공/참조 • 이해 평가 및 촉진	• 대화, 언어 및 행동 단서 통해 개인 삶과 능력 인식 • 질문 시간 허용
감정 다루기	• 감정 탐색 및 식별 • 불안, 우울 평가 • 감정 확인 • 공감 표현 • 감정 대처 지원	• 치매를 인지 저하로 재구성 • 생리의학 및 심리·사회적 문제 대처
불확실성 관리	• 예측, 관리, 결과 등 불확실성 제기 및 논의 • 기타 불확실성 탐색 및 평가 • 문제 중심(행동) 관리 전략 사용 • 감정 중심(정서적) 관리 전략 사용	• 루틴(일상생활)과 연속성 통해 안정성 확보
결정 공유	• 진료 또는 지원 대안 인지 및 논의 • 결정 과정, 요구사항 지원 논의 • 심의 및 결정 과정 참여 • 의사결정, 실행계획 공동 결정 및 실행 • 의사결정 질과 선택 평가	• 개인 필요와 선호 맞춤 돌봄 및 지원 • 가족 갈등 해결 및 완화
자기 관리 역량강화	• 후속 과정 설명 • 자기 관리 및 모니터링 정보와 교육 제공 • 자기 관리 우선순위 정하기 및 계획 수립 • 자기 관리 구현 실질적 조언과 지원 제공 • 기술, 자기 관리 및 진행 상황 평가	• 독립성 최적화 • 의미 있는 활동 참여 • 돌봄자 지원 • 이용 가능한 가정, 지역사회 지원/서비스 정보 제공

출처 : Marulappa, et al.(2022)

스웨덴에서는 노인이 치매가 발생하거나 노쇠로 인해서 일상생활을 독립적으로 수행하기 어려울 때 지방정부에 방문 돌봄서비스를 신청할 수 있다. 노인의 돌봄 필요도에 따라서 24시간 지원을 받을 수 있으므로 계속해서 집에서 생활이 가능하다. 지방정부에서는 치매 노인에게 자극과 재활을 위한 주간 활동을 지원한다. 주간 활동을 통해서 치매가 있는 노인도 집에서 계속 생활하는 데 효과적이다. 노인과 장애인이 특수 개조 차량을 이용하도록 교통서비스도 제공한다. 또한 스웨덴 적십자와 같은 자원봉사 단체에서 노인 집을 직접 방문하여 말벗, 산책, 병원 동행 등을 지원한다. 스웨덴의 노인 돌봄서비스는 독립적인 삶을 살도록 지원하는 것이 목표이다.(Sweden Sverige, 2025)

특히 스웨덴은 노인 돌봄에서 선택 자유를 강조한다. 선택 자유란 노인이 다양한 방안 중에서 본인 희망에 따라 돌봄서비스를 선택하는 권리를 의미한다. 이는 홈케어 제공자를 직접 결정하거나, 특정 요양원을 선택하는 것을 포함한다. 지방자치단체가 직접 운영하는 기관뿐만 아니라, 지방자치단체 승인을 받은 민간 기업 또는 비영리 단체(소위 계약자) 중에서 선택하기도 한다. 선택 자유는 노인 개인의 자율성을 강화한다. 특히 서비스가 만족스럽지 않을 때 제공자를 변경하는 권한을 부여하여 서비스 질을 향상하는 역할을 한다. 이는 노인 돌봄 개별화와 맞춤형 서비스 제공을 가능하게 하며, 노인 삶의 질을 향상하는 데 기여한다. 2009년 도입된 「선택 자유법(Lagen om Valfrihet, LOV)」은 지방자치단체가 보다 용이하게 선택 자유를 제공하도록 하는 법률이다. 이 법률이 시행된 이후, 많은 지방자치단체가 노인 돌봄서비스에서 선택 자유를 확대하였다. 그러나 선택 자유 제공은 법적 의무가 아니라 자발적인 조치이므로 모든 지방자치단체가 이를 시행하는 것은 아니다. 일부 지방자치단체는 노인 돌봄서비스의 특정 부분에서만 선택 자유를 보장하기도 한다.(Seniorval, 2025)

2) 가정과 같은 인간 중심 돌봄 소규모 시설 : 그룹홈(Group Home)

스웨덴의 치매 노인요양시설은 '시설'이 아니라 '가정집'과 같은 특성이 반영되어서 소규모 주거가 일반적이다. 치매 노인이 가능한 자율성과 존엄성을 받을 수 있는 사회적 환경과 친숙한 분위기에서 자신이 누려왔던 삶의 방식을 유지하도록 지원한다.(Rosendahl et al., 2016) 스웨덴은 1970년대 이후부터 치매 노인을 돌보는 적절한 환경에 관한 연구가 활발했다. 특히 1992년 「사회서비스법(Social Services Act: Socialtjänstlag)」을 시행한 후에 치매 노인 전문요양원, 치료시설, 병원에서 보호하는 정책에서 그룹홈(Group Home) 같은 소규모 집단에서 생활하도록 변경되었다. 집과 같은 환경을 제공하는 그룹홈은 일반 주택과 유사하게 설계되어서 6-8명의 거주자가 함께 생활한다. 방향감각 상실, 목적 없이 배회하는 치매 노인이 친근감과 안전성을 최대한 보장하도록 가정적인 분위기로 설계되었다.(최정신 외, 2000)

스웨덴 스톡홀름에 위치한 치매 노인 그룹홈 사례를 정현원과 이숙영(2021)이 현황조사를 통해 간략히 제시한 바 있다. 한 유니트에 8명이 거주하고 침실은 1인 1실로 사용한다. 개인실은 공동공간과 접근성이 좋도록 인접해 있다. 거실과 식당이 옥외 공간에 있어서 자연환경을 접하도록 설계되어 있다. 개인실에서는 노인이 사용하던 침대를 제외한 가구, 사진, 그림, 소품을 가져와서 개인의 삶과 취향이 유지되는 분위기를 조성한다.

3) 치매 노인 마을 사례 : Månstorps Ängar

스웨덴은 치매 노인 돌봄 시설이 아닌 주거 지역으로 마을을 조성한다. 처음 조성한 치매 노인 마을은 스코네주 벨링(Vellinge, Skåne)에 위치한 Månstorps Ängar이다. Månstorps Ängar는 치매 환자의 자율성과 존엄성을 존중하는 돌봄 모델을 구현하고 있다.(Forenede Care, 2025) 치매 친화적 환경, 전문적인 의료 및 돌봄서비스, 그리고 지역사회와 긴밀한 연계를 통해 환자들의 삶의 질을 향상한다. 이 마을은 덴마크와 네덜란드의 치매 친화 마을 모델을 참고하여 개발되었다. 스웨덴 치매 센터(Swedish Dementia Centre)와 협력하여 운영된다.

운영 방식의 특징은 세 가지로 요약할 수 있다. 첫째, 맞춤형 케어 제공이다. 거주자의 개별적인 필요와 선호를 반영한 맞춤형 케어 계획을 수립한다. 이를 위해 각 거주자에게 담당 케어 제공자가 배정되며, 정기적인 모니터링을 통해 개인별 지원 방안을 조정한다. 둘째, 24시간 의료 및 돌봄서비스이다. 간호사, 작업치료사, 물리치료사, 치매 전문 간호사가 상주하며, 24시간 연중무휴로 의료 및 돌봄서비스를 제공한다. 이를 통해 긴급한 의료 상황에 신속히 대응하며, 치매 환자들이 지속해서 안정적인 생활을 유지하도록 돕는다. 셋째, 영양 및 식사 관리이다. 치매 환자의 건강을 고려한 균형 잡힌 식단을 제공한다. 스웨덴 전통 가정식뿐만 아니라 다양한 국가의 요리가 제공된다. 주말 및 공휴일에는 특별한 식사 메뉴가 마련된다. 또한 레스토랑은 일반 대중에게도 개방되어 지역사회와의 연결을 강화하는 역할을 한다.

Månstorps Ängar의 특징은 치매 친화적 환경 설계, 치매 특화 의료 및 돌봄서비스, 지역사회와 연계 및 사회적 교류 등이다. 총 56개 아파트로 구성되어 있으며, 주변에는 치매 환자의

정서적 안정을 도모할 수 있도록 설계된 자연 친화 환경이 조성되어 있다. 산책로, 정원, 온수 수영장, 미용실 등의 편의 시설이 마련되어 있다. 이는 치매 환자의 신체적, 심리적 건강을 유지하는 데 중요한 역할을 한다. 모든 직원은 치매 환자와 상호작용 및 돌봄 방식에 대한 전문 교육을 이수한 인력으로 구성되어 있다. 정기적으로 다양한 사회적 활동이 이루어지며, 주민들은 지역사회와 긴밀한 관계를 유지한다. 예를 들어, 외부 강사, 연예인, 협회 및 자원봉사자가 참여하는 프로그램이 마련되어 있다. 주민들은 이러한 활동을 통해 사회적 유대감을 형성할 수 있다. 또한 야외 활동 및 여행을 위한 'Leva Livet' 프로그램을 운영하여 치매 환자의 삶이 질 향상을 위해 노력한다.

4. 한국

1) 치매 노인 주간보호센터 : 주야간보호 내 치매전담실

한국에서 치매 노인을 위한 인간 중심 돌봄 재가서비스가 제도화되지 못했다. 하지만 2019년 노인복지법 시행규칙 개정을 통해서 주간 보호서비스로 주야간보호 내 치매전담실이 인간 중심 돌봄을 위해 도입되었다. 치매 노인에게 개별화된 돌봄서비스 제공을 위해서 요양보호사 배치 기준을 강화했다. 일반 주야간보호센터 요양보호사 배치 기준은 이용 노인 7명당 1명이다. 치매전담실의 경우는 치매 노인 4명당 1명이다. 치매 전담형 장기요양기관은 치매 전문 교육을 이수한 시설장(관리책임자), 프로그램 관리자, 치매 전문 요양보호사를 갖춰야 한다. 다만 단독으로 운영하는 노인요양 공동생활가정, 입소자 10인 미만 규모의 주야간 보호시설의 경우 시설장(관리책임자)이 프로그램 관리자를 겸임할 수 있다.

치매 노인 전담 주야간 보호시설의 이용 대상은 노인장기요양 2-5등급과 인지지원 등급 인정자 중에서 의사소견에 '치매 상병'이 기재되거나 최근 2년 이내 치매 진료 내역 확인자이다. 치매전담실 1실당 정원은 25명 이하이다.(일반 주야간 보호시설은 정원 제한이 없다) 여기서는 치매 특성에 맞는 프로그램을 제공한다. 기본 프로그램으로는 현실 인식훈련, 운동요법 등을 매일 제공한다. 집단 프로그램으로는 음악 활동, 인지 자극 훈련 등을 매일 진행한다. 매주 5회 이상은 전문가(프로그램 관리자, 외부 강사, 관련 자격 소지자)가 제공한다. 치매 노인 가족은 교육, 상담, 프로그램을 이용할 수 있다. 치매 전문 요양보호사는 프로그램 관리자가 수립한 계획에 따라 프로그램을 제공하고 그 내용 등을 공단 이사장이 정하는 프로그램 운영 기록지에 작성하여 보관하여야 한다.(보건복지부, 2024a) 위와 같이 주야간 보호시설 내 치매전담실은 가정과 같은 환경 제공, 치매 전문 교육 이수 종사자 서비스 제공, 인지기능 유지 및 향상을 위한 개별형 맞춤형 서비스를 특성으로 한다.

2) 치매 전담형 시설

한국은 치매 노인의 개별적이고 독립적 인간으로 존엄성을 보호하고 가정과 같은 환경을 제공하기 위해서 노인요양원 내에 치매전담실을 운영한다. 이를 치매 전담형 장기요양기관이라고 하며, 치매전담실 가형 및 나형, 치매 전담형 노인요양 공동생활가정 등이 있다. 치매 전담형 요양시설은 일반 요양시설

[표 15] 치매 전담형 요양시설 특성

구분	주요 내용	특성
시설	1인당 침실 면적 확대, 공동거실 설치(요양시설, 노인요양 공동생활가정)	가정적 분위기 환경 조성 공동거실 : 정원 1명당 1.65㎡ 이상의 공간을 확보, 면적은 치매전담실 전체 면적의 25% 이상 1인실 침실 면적 확대 9.9㎡(일반 시설 6.6㎡)
인력	입소자당 요양보호사 배치기준 강화	입소자 2.0명당 요양보호사 1명(일반 시설 2.5:1)
교육	시설장, 프로그램관리자, 요양보호사 치매 전문교육 필수 이수	치매 전문 교육 이수
서비스	맞춤형 프로그램 실시	치매 노인 신체, 인지기능 유지 및 개선 맞춤형 프로그램

출처 : 보건복지부 고시 제2022-301호(장기요양급여 제공기준 및 급여비용 산정방법 등에 관한 고시)

과 비교해서 1인당 침실 면적 확대, 공동시설 조성, 인력 배치 기준 강화, 인력 치매 전문교육 강화, 맞춤형 프로그램 실시 등에서 차이가 있다. 또한 급여 비용도 일반실에 비교해서 25.8%가 높다.(보건복지부, 2024a)

치매 전담형 장기요양기관 이용 대상자는 의사소견서에 '치매 상병'이 기재되어 있거나, 최근 2년 이내 치매 진료 내역이 있는 2-5등급 수급자이다. 치매 전담형 장기요양기관은 치매가 있는 수급자의 신체, 인지기능 유지와 개선을 위하여 수급자의 기능 상태 및 특성 등을 고려해서 현실 인식 훈련(개인정보, 지남력 훈련 등), 운동요법, 가족 교육 및 가족 참여 프로그램, 인지 자극 활동, 음악활동 등의 집단 프로그램을 한다. 이때 일반 시설 입소자와 함께 프로그램을 제공할 수 없다. 치매 전문 교육으로 기본과정(치매 특성 이해, 돌봄 기술, 영양 관리 등), 시설 과정(시설 치매 노인에 맞춘 인지 자극, 신체활동, 일상생활 지원 등), 관리자 과정(치매 노인 개인별 급여 및 프로그램 계획 수립, 실시, 관리·감독 등) 등을 이수해야 한다.(보건복지부, 2024a)

3) 유니트 케어 시범사업

최근 들어 보건복지부는 한국형 유니트 케어 시범사업(사업 기간 : 2024.7-2025.6)을 진행 중이다.(보건복지부, 2024) 보건복지부는 2024년 4월 30일 장기요양서비스의 수요자인 노년층의 변화된 돌봄 수요에 대응하기 위하여 '제1차 유니트 케어 시범사업 시행계획'을 공고하였다. 시범사업 목적은 장기요양급여 대상층 욕구 변화에 따른 돌봄 수요에 대응하기 위해, 한국형 유니트 케어 모델을 개발하여 적용하는 것이다.

시설기준은 1인실 원칙화, 정원 1인당 침실, 공용거실(중정형 배치) 면적 확대, 화장실, 욕실(유니트당 1개 이상) 및 옥외 공간 의무 설치이다. 인력은 입소자 1인당 요양보호사 배치기준 강화, 요양시설 유니트 내 리더급 요양보호사 배치 의무화를 기준으로 한다. 시범사업에 참여하는 요양보호사는 종사 기관의 시범사업 참여 개시일로부터 3개월 내 치매 전문 교육을 이수해야 한다. 또한 바깥 활동 지원을 위해 마을 산책, 소풍 등 외부 프로그램을 월 2회 진행하도록 프로그램 지원비를 지급한다.

3장

치매 노인 인간 중심 돌봄 시사점 및 과제

1. 치매 노인 인간 중심 돌봄 쟁점 및 과제

1) 치매 노인 인간 중심 돌봄 쟁점

한국의 치매 노인 돌봄을 위한 법적 토대에 「치매관리법」, 「노인복지법」, 「노인장기요양보험법」 등이 있으며, 지자체별로 「지역사회 통합돌봄 조례」를 통해서 가능한 오랫동안 지역사회에서 생활할 수 있도록 지원한다.

「치매관리법」은 치매 예방과 치매 진단 중심으로 치매가 발생하기 전이나 초기 단계에서 치매 노인과 치매 환자를 지원한다. 「노인복지법」은 노인 돌봄서비스 제공시설에 대한 운영, 설치, 직원 배치 등의 기준을 규정한다. 「노인장기요양보험법」은 고령이나 노인성 질병으로 일상생활을 혼자서 수행하기 어려운 노인에게 장기요양기관을 통해서 재가 돌봄서비스와 24시간 시설 돌봄서비스를 제공한다.

「지역사회 통합돌봄 조례」는 중앙정부 중심의 돌봄서비스를 통해서 돌봄 욕구가 충족되지 않거나 사각지대에 놓인 지역주민을 대상으로 돌봄서비스를 제공하여 가능한 오랫동안 지역사회에서 생활하도록 지원한다. 현재 지역사회 통합돌봄서비스를 지자체 전체에서 운영하는 지역은 서울특별시(돌봄 SOS), 대전광역시(행복동행), 부산광역시(부산형 통합돌봄), 광주광역시(광주다움 통합돌봄) 등이 있다.

또한 2024년 3월 「의료·요양 등 지역돌봄의 통합지원에 관한 법률」이 제정되어 2026년 3월부터 시행한다. 이 법(약칭 : 「돌봄통합지원법」)의 목적은 노쇠, 장애, 질병, 사고 등으로 일상생활 수행에 어려움을 겪는 사람이 살던 곳에서 계속하여 건강한 생활을 영위하도록 의료, 요양 등 돌봄 지원을 통합, 연계하여 제공하는 데에 필요한 사항을 규정함으로써 국민의 건강하고 인간다운 생활을 유지하고 증진하는 것이다.(법제처, 2025) 「돌봄통합지원법」을 통해서 치매 노인이 계속해서 지역사회에서 거주하도록 지원할 것을 기대한다.

우리나라 치매 노인 돌봄 정책과 서비스가 인간 중심 돌봄을 제공하기 어려운 구조적 한계점 중심으로 살펴보고자 한다. 이는 「치매관리법」, 「노인복지법」, 「노인장기요양보험법」, 「지역사회 통합돌봄 조례」 등을 법적 근거로 하는 한국의 치매 노인 돌봄 정책과 서비스가 치매 노인 인간 중심 돌봄을 실행할 때

[표 16] 한국 치매 노인 돌봄 법과 주요 서비스 내용

구분	주요 내용	주요 서비스	특성
치매 관리법	치매 예방, 치매 환자 보호와 지원 및 치매 퇴치를 위한 연구 등에 관한 정책을 종합적으로 수립·시행	치매 관리종합계획 수립 치매 연구 사업, 치매 검진사업 치매 환자 의료비 지원사업 치매 환자 가족 지원사업 성년후견제 이용지원, 치매 등록 통계사업, 역학조사 치매 관리 사업 전달체계 구축: 중앙치매센터, 공립요양병원, 치매 안심 병원, 치매안심센터, 치매 상담 전화센터 등	조세 보편복지 치매안심센터
노인 복지법	노인 질환을 사전 예방 또는 조기 발견하고 질환 상태에 따른 적절한 치료·요양으로 심신 건강 유지하고, 노후 생활 안정 필요한 조치 강구	노인 맞춤 돌봄서비스: 방문형, 통원형(집단 프로그램) 등 직접 서비스(안전 지원, 사회참여, 생활교육, 일상생활 지원) 및 연계 서비스 제공 노인 돌봄서비스 제공기관 운영 기준, 시설기준, 직원 배치기준 규정	조세 선별 복지(소득) 노인 맞춤 돌봄 수행기관
노인 장기 요양법	고령이나 노인성 질병 등의 사유로 일상생활을 혼자서 수행하기 어려운 노인 등에게 제공하는 신체활동 또는 가사활동 지원 등	재가급여 : 방문요양, 방문목욕, 주·야간보호, 단기보호, 기타 재가급여 등 시설급여 : 노인요양원, 노인공동생활가정	사회보험 보편복지 장기요양기관
지역 사회 통합 돌봄 조례 사례 (광주)	지역사회 돌봄이 필요한 시민이 신속하고 편리하게 살던 곳에서 돌봄서비스를 받을 수 있도록 통합돌봄을 지원하는 데 필요한 사항 규정	가사지원, 식사지원, 동행지원, 건강지원, 안전지원, 주거편의, 일시보호, 긴급돌봄 등 기존 돌봄서비스로 충족되지 않는 돌봄수요 발굴 및 서비스 제공	조세 보편복지 지역통합돌봄 수행기관

출처 : 법제처「치매관리법」「노인복지법」「노인장기요양보험법」「광주광역시 광산구 통합 돌봄 지원 조례」

일부 장애요인으로 작용하는 것을 의미한다.

　치매 노인 인간 중심 돌봄은 노인이 치매 질환이 발생해도 개별성과 독립성을 존중받고 가능한 친숙한 자기 집과 지역사회에서 살아가도록 지원하는 것이다. 돌봄서비스를 통해서도 더 이상 집에서 거주하기 어려우면 서비스형 주거, 노인주택, 노인요양원, 노인공동생활가정 등에 입소할 수 있다. 생활시설로 거주지를 이동하여도 치매 노인의 독립성, 자기결정권, 사회적 관계 등을 최대한 존중하면서 가정과 같은 환경을 제공해 주는 실천 활동이 인간 중심 돌봄이다. 결과적으로 치매 노인 인간 중심 돌봄은 재택 방문돌봄이나 주야간 돌봄기관 이용과 집단 생활시설 입소에도 적용된다.

(1) 치매 노인 요양병원 입원 선택

　한국에서 배우자나 부모가 치매로 인해 일상생활이 어려워지면 요양병원 입원을 선택하는 사례가 많다. 배우자도 고령으로 돌봄을 제공하기 어려운 건강 상태이거나 치매 증상이 심해지는 시점에서 다른 돌봄 방식을 찾아서이다.

　한국 사회가 핵가족화되면서 고령 부모와 동거하는 비율이 낮아지고, 맞벌이로 인해 자녀가 낮 동안 부모를 돌보기 어려운 경우가 늘었다. 치매로 인해 돌봄이 필요한 상황이 생겨도 바로 서비스를 이용할 수 있는 것이 아니다. 노인장기요양보험을 통해서 방문돌봄이나 주야간 돌봄서비스를 받을 때까지 빨라도 2주 이상의 시간이 소요된다. 또한 노인 맞춤 돌봄서비스나 지역사회 통합돌봄서비스를 이용하게 되더라도 치매 노인과 가족이 필요로 하는 돌봄 필요를 충족하기 어렵다.

결과적으로 치매 노인의 인간 중심 돌봄은 가능한 친숙한 환경으로 집과 지역사회에서 생활하도록 지원하는 것이지만 치매 노인이 요양병원에 바로 입소할 수밖에 없는 구조이다.

(2) 치매 노인 인간중심 재가 돌봄서비스 부족

치매 노인이 만 65세 이상이면서 국민기초생활수급자나 기초연금을 받는 경우에 노인 맞춤 돌봄서비스(안전지원, 사회참여, 생활교육, 일상생활 지원서비스, 연계서비스 등)를 이용할 수 있다. 국민건강보험공단에서 장기요양인정조사를 통해서 1-5등급이나 인지지원등급을 받게 되면 방문요양[1], 방문목욕[2], 방문간호[3], 주야간보호[4], 단기보호[5], 기타 재가급여[6] 등을 받을 수 있다.(「노인장기

---

1. 장기요양요원이 수급자 가정 등을 방문하여 신체활동 및 가사활동 등을 지원하는 장기요양급여
2. 장기요양요원이 목욕 설비를 갖춘 장비를 이용하여 수급자 가정 등을 방문하여 목욕을 제공하는 장기요양급여
3. 장기요양요원인 간호사 등이 의사, 한의사 또는 치과의사 지시서에 따라 수급자 가정 등을 방문하여 간호, 진료 보조, 요양에 관한 상담 또는 구강위생 등을 제공하는 장기요양급여
4. 수급자를 하루 중 일정한 시간 동안 장기요양기관에 보호하여 신체활동 지원 및 심신기능 유지 향상을 위한 교육 훈련 등을 제공하는 장기요양급여
5. 일정 기간 장기요양기관에 보호하여 신체활동 지원 및 심신기능 유지 향상을 위한 교육 훈련 등을 제공하는 장기요양급여
6. 수급자의 일상생활, 신체활동 지원 및 인지기능 유지 향상에 필요한 용구를 제공하거나 가정을

요양보험법」 제23조)

　노인 맞춤 돌봄서비스나 노인장기요양보험의 재가급여는 치매 노인이 자기 집에서 계속해서 생활할 수 있다는 측면에서 치매 노인 인간 중심 돌봄과 연결된다. 노인 맞춤 돌봄서비스의 일상생활 지원도 이용 노인의 자기결정권을 존중하고 일상생활에서 잔존능력을 활용할 수 있도록 외출 동행, 식사 관리, 청소관리 등을 제공한다. 하지만 노인 맞춤 돌봄서비스는 소득 기준이 있으며, 치매 노인을 대상으로 특화 서비스를 제공하지 않는다. 치매 예방에 초점을 두고 있어서 치매가 발생한 노인의 지역사회 거주를 지원하는 데 한계가 크다.

　장기요양 등급 인정 치매 노인은 방문요양서비스(신체 활동 지원, 가사 활동 지원, 개인 활동 지원, 정서 지원)나 주야간 보호서비스(일상생활 지원, 일상동작 훈련, 급식, 목욕, 이동, 노인 가족 교육 및 상담)를 주로 이용한다. 하지만 치매 노인의 인간 중심 돌봄을 위한 가이드나 서비스 내용 차별성 등에 있어서 마련된 지침이나 규정이 미흡하다. 인력 배치 기준과 환경 기준을 치매 노인 중심으로 설계한 주야간보호 내 치매전담실의 인프라는 전국에 192개소 2,451명이 이용하는 수준이다.(보건복지부, 2024c)

방문하여 재활에 관한 지원 등을 제공하는 장기요양급여

(3) 대형 요양시설 보편화

치매 노인이 방문돌봄이나 주야간 보호서비스를 이용해서 필요한 돌봄 필요를 충족하기 어려운 상황이면 요양시설에 입소하게 된다. 시설에 입소하기 위해서는 장기요양 1-2등급 또는 장기요양 3-5등급자 중 불가피한 사유, 치매 등으로 등급판정위원회에서 시설급여 대상자로 판정받은 경우이다.

한국의 노인요양시설 서비스 표준모형 수가는 노인요양시설 70인, 노인요양공동생활가정 9인 기준으로 해서 산정되었다.(이윤경 외, 2021) 2024년 보건복지부 노인복지시설 현황에 따르면 2023년 12월 기준으로 전국에 노인요양시설 4,525개소(228,495명 거주)와 노인요양공동생활가정 1,614개소(14,479명 거주)가 있다. 이 중에서 노인요양시설 내 치매전담실은 298개소(2,950명 거주), 치매 전담형 공동생활가정은 44개소(351명 거주)이다.(보건복지부, 2024c) 치매 전담형 장기요양기관은 치매 전문 교육을 받은 인력이 치매 수급자에게 인지기능 유지 및 문제 행동 개선 등을 위한 전문 프로그램으로 치매 맞춤형 서비스를 제공한다.

우리나라 요양시설은 50명 이상의 대형 요양시설이 보편화되어 있어서 가정과 같은 환경을 제공하기 어렵다. 노인요양공동생활가정은 인력 배치가 시설장, 사무국장, 사회복지사 중 1명, 간호사, 간호조무사, 물리(작업)치료사 중 1명, 입소자 3명당

1명 요양보호사(치매 전담형 : 입소자 2.5명당 요양보호사 1명)로 되어 있다. 인력 배치 기준이 매우 낮아서 개별화된 서비스 제공과 거리가 멀다.

(4) 거주지 차이가 돌봄서비스 급여 차이 발생

지역사회 통합돌봄은 전통적으로 집단 생활시설에서 돌봄을 제공받던 노인, 장애인, 노숙인을 지역사회에서 계속해서 생활하도록 지원하는 정책으로 중앙정부(보건복지부) 주도로 2019년 6월부터 선도사업 형태로 진행했다. 이런 맥락에서 치매 노인의 돌봄도 요양시설이나 병원보다는 자신이 살아왔던 지역사회에서 생활하도록 지역사회 통합돌봄을 제공하는 것이다.

중앙정부가 선도사업으로 시작했던 지역사회 통합돌봄이 일부 광역지자체에서 조례가 만들어져서 운영 중이다. 현재 시범사업이 아니라 광역시도 전체 행정구역에서 통합돌봄을 실시하는 지자체는 서울시, 부산시, 광주시, 대전시 등이 있다.

예를 들어, 서울시는 2023년 331억 예산 규모로 돌봄 SOS센터(25개 지자체)에서 돌봄매니저 685명 인력이 일시 재가, 단기시설, 동행지원, 주거 편의, 식사 배달, 돌봄연계 등의 서비스를 제공하였다.(서울복지재단, 2023)

광주시도 102억을 투입하여 5개 지자체에 자치구 통합돌봄과를 설치해서 가사지원, 식사지원, 이동지원, 건강지원, 정서 지원, 주거 편의, 일시보호, 긴급 돌봄 등 기존 돌봄서비스로 충족되지 않는 돌봄 수요를 발굴하고 필요한 서비스를 제공한다.(광주광역시, 2022)

결과적으로 다른 지자체는 제공하지 않으므로 치매 노인과 그 보호자의 거주지 차이가 돌봄서비스 급여 차이로 이어진다.

2) 치매 노인 인간 중심 돌봄 실현 개선 과제

치매 노인이 가능하면 자신이 살던 집과 지역사회에서 생활하며, 시설에 입소하더라도 최대한 가정과 같은 환경에서 개별화된 서비스를 받도록 인간 중심 돌봄을 실현하기 위해서는 선행되어야 하는 개선 과제가 있다. 이에 치매 노인 돌봄 연속성 지원, 재가 돌봄서비스 확대 및 인간 중심 돌봄성 강화, 노인요양시설의 개별화된 서비스 제공 및 가정과 같은 분위기 조성, 중앙정부 치매 노인 지역 통합돌봄 확대 등의 과제를 제안한다.

(1) 치매 노인 돌봄연속성 지원

치매 노인의 돌봄 연속성(Continuum of Care)을 지원할 수 있어야 한다. 돌봄 연속성은 치매 노인의 건강과 질병 상태 변화에 따라서 돌봄서비스 내용과 제공 시간을 적절하게 제공하는 것이다. 치매 노인의 건강 상태와 질병 정도가 경미하거나 초기 단계에서는 가정에서 돌봄서비스를 받는다. 점차 치매 증상이 악화하여 의존성이 높아지면 주야간 보호서비스를 활용한다. 가족과 주야간 보호서비스로 치매 노인의 돌봄 욕구를 충족하기 어려운 경우에는 치매 전담형 장기 요양시설에 입소해서 가정적인 분위기에서 개별화된 서비스를 받게 한다. 치료가 어려운 환자로 지내는 시점을 늦추거나 예방할 수 있다. 또한 지역사회도 치매 친화적으로 조성되어야 한다. 여가, 문화, 도서관, 기업, 상가, 비영리 조직, 응급서비스, 응급 및 돌봄 종사자와 시설이 치매 노인을 포용할 수 있어야 한다.

(2) 재가 돌봄서비스 확대 및 인간 중심 돌봄성 강화

치매 노인 재가 돌봄서비스(방문요양, 주야간 보호서비스)의 양적 확대와 함께 서비스 내용에서 인간 중심 돌봄 특성을 반영해야 한다. 노년기에 치매가 발생하더라도 가능한 자신이 친숙한 환경에서 살기 위해서는 돌봄 필요도를 충족하는 방문요양서비스가 필요하다. 낮 동안에 돌봄을 받는 주야간 보호서비스도 치매 노인이 계속해서 지역에서 살아가도록 하는 데 효과적이다. 이러한 재가 돌봄서비스 확대와 함께 제공하는 서비스 목적과 내용이 치매 노인의 질병이 아니라 한 개인을 중심으로 자기다움을 유지하도록 설계되어야 한다. 돌봄 목적은 결과적으로 개인 독립성을 높이기 위한 것임을 출발점으로 해야 한다.

(3) 노인요양시설 개별화된 서비스 제공 및 가정과 같은 분위기 조성

개별화된 서비스와 가정 같은 분위기로 노인요양시설을 조성해서 치매 노인 인간 중심 돌봄이 가능하도록 제도 변화와 현장의 자체 노력이 필요하다. 먼저 제도적 변화로 「노인복지법」과 「노인장기요양보험법」 개정이 필요하다. 「노인복지법」에서 노인요양시설의 운영기준, 시설기준, 직원 배치기준 등이 치매 노인에게 인간 중심 돌봄을 제공할 수 있도록 개정해야 한다.

대형보다는 다수의 소규모 거주 노인요양시설을 활성화해야 한다. 시설기준에서도 정원 1명당 면적으로 확대하고, 1-2인실 소인 규모의 침실을 확대하며, 최대한 개인의 사생활이 보장받을 수 있도록 해야 한다.

요양보호사 배치 기준은 치매 전담형의 경우 2.5명당 1명에서 2명당 1명까지 늘려야 개별화된 서비스 제공이 가능할 것이다. 현재 치매 노인의 돌봄 계획 수립과 생활 전반을 지원하는 사회복지사는 입소자 100명당 1명으로 규정한다. 치매 노인의 개별성 유지와 선호하는 활동이 가능하도록 하려면 사회복지사 배치 기준도 최소 30명당 1명으로 변경해야 한다.

시설 운영에서도 사회화가 필요하다. 이는 시설이 지역에서 고립된 장소가 아니라 지역사회 주민과 교류할 수 있도록 해야 한다. 시설에 가족이나 지역사회 주민이 방문할 수 있도록 하고 치매 노인도 지역사회 활동에 참여하도록 지원해야 한다. 이러한 사항을 건강보험공단 장기요양기관 시설 평가에 반영해서 시설의 사회화를 유도하는 것이 바람직하다.

다음으로 노인요양시설의 자체적 인간 중심 돌봄 실천 노력이 필요하다. 예를 들어, 첫째, 거주자 중심 케어 방안으로 개별 공간 마련(개인 냉장고, 개별조명, 분리 커튼 등), 기호도 간식 제공(복수 간식 제공하고 어르신이 선택), 목욕 케어 자율화(횟수, 방법, 시간 등 노인이 결정) 등이다. 둘째, 직원과 거주자 관계 개선 방안으로는 거주자 전담제 운영(노인별 요양보호사 지정), 사례관리, 직원과 어르신 가족 맺기 등이다. 셋째, 직원역량 강화 방안으로는 경력직별 교육 실시, 우수 사례 공유 및 벤치마킹, 위기상황 시 적절 대응 인력 인센티브 제공, 직원 동호회 및 문화활동 지원 등이다. 넷째, 집과 같은 요양원 환경 개선을 위해서 일상복과 잠옷 구분 착용, 사적인 공간 마련, 집 물건 가져오기, 물건 본인 손에 쉽게 닿을 수 있도록 배치, 손자 손녀 만들기, 개인별 게시판 만들기 등이다. 다섯째, 소그룹별로 지역사회 교류, 지역사회 내 주민센터 및 도서관 이용, 아동시설과 결연사업, 동네 어르신과 교류, 음악 연주회 개최, 중고등학생 자원봉사 및 재능 나눔, 지역주민과 함께 연계 프로그램 등을 통해 입소 노인이 지역사회와 지속적인 상호작용과 참여를 하게 한다.(이민홍, 2019)

(4) 중앙정부 치매 노인 지역사회 통합돌봄 확대

중앙정부 차원에서 치매 노인 지역사회 통합돌봄을 제공하기 위한 법적 제도 마련과 함께 안정적 재정지원이 필요하다. 치매 노인을 요양시설이나 병원이 아닌 지역사회에서 생활하도록 보건·의료·복지·돌봄의 통합적 서비스 제공 체계를 확립해 나가야 한다. 이를 위해서 중앙정부는 치매 노인과 가족이 거주하는 지역 차이가 이용할 수 있는 돌봄서비스 차이로 이어지지 않도록 지원해야 한다. 서울시와 광주광역시는 지역사회 통합돌봄이 광역 지방정부 차원에서 돌봄서비스를 제공하고 있다. 반면 대부분의 다른 광역시도에서는 이용할 수 있는 돌봄서비스가 없는 상황이다. 앞으로 중앙정부 주도 치매 노인 지역사회 통합돌봄은 지역 차이가 복지 급여 차이로 이어지는 것도 줄일 수 있다.

2. 치매 노인 인간 중심 돌봄 사회를 위하여

치매는 노인 본인과 가족 모두가 두려워하는 질병이다. 치매는 후천적인 기질적 뇌 질환으로 기억력이 저하되는 인지기능 증상(기억력, 지남력, 언어, 시공간 능력, 실행 능력, 판단력 등)과 생각, 기분, 지각, 행동 변화로 나타나는 정신행동 증상(망상, 의심, 환각, 착각, 우울증, 무감동, 초조, 공격성 등)을 보인다.(중앙치매센터, 2025) 특히 치료가 어려운 비가역적 치매가 보편적으로 발생하므로 증상이 악화하지 않도록 관리하는 것이 중요하다. 또한 단기간이 아니라 장기간 진행되는 특성을 보여서 치매 초기부터 생애 마지막까지 건강 상태별로 적합한 치료와 돌봄이 필요하다.

치매 노인의 인지기능이 저하되었다고 인간으로서 자아가 상실되는 것이 아니다. 개인 정체성은 치매 말기까지 지속되며 성격적 특성도 완전히 사라지지 않고 남아있다. 인간 중심 돌봄은 치매 노인이 자기다움을 유지하며 자신에게 친숙한 환경에서 생활하도록 개별성, 자율성, 존엄성, 선택성, 독립성 등을 지향하는 실천 및 제도를 구축하는 것이다. 돌봄 관련 법과 제도, 돌봄서비스, 가정 내 돌봄이 치매 노인의 인간으로서 존엄성을 제고할 수 있도록 제공되어야 한다.

참고문헌

- 강은나, 「고령사회 삶의 질 제고를 위한 정책과 함의」, 『보건복지포럼』, 232, 29-37, 2016
- 강은나 외, 『2023년 노인실태조사』, 한국보건사회연구원, 2023
- 광주광역시, 『광주다움 통합돌봄 운영지침』, 2022
- 국가인권위원회, 「국제인권규범 : 세계인권선언」, 2025
- 김기웅 외, 「2016년 전국 치매역학 조사」, 보건복지부, 중앙치매센터, 2017
- 김유진, 김현미, 장서영, 임아정, 옥세윤, 『노인맞춤돌봄서비스 내 정서적 개입 지원 강화 방안 연구』, 보건복지부, 경북대학교 산학협력단, 2020
- 김윤정, 안병민, 박성규, 『치매극복 연구개발사업』, 한국과학기술기획평가원, 2019
- 김지미, 「'지역사회 노인통합돌봄시스템' 구축의 현황과 과제-일본 가와사키시에서의 대응사례와 한국에의 시사점」, 『일본문화연구』, 89, 173-200, 2024
- 김지욱, 『치매와 건망증』, 중앙치매센터, 2025
- 남궁은하, 「영국의 치매 친화 지역사회 정책」, 『국제사회보장리뷰』, 2022(가을), 5-16, 2022
- 남윤철, 「한옥의 공간을 적용한 노인복지시설 유니트 케어의 평면 유형」, 『한국디지털건축인테리어학회 논문집』, 12(2), 5-13, 2012
- 남윤철, 「일본 유니트형 노인요양시설의 기능별 공간구성 분석-동북지방 농촌지역 5곳 사례를 중심으로」, 『한국농촌건축학회 논문집』, 20(3), 37-45, 2018
- 대한신경과학회, 「신경과 증상 및 질병 : 치매」, 2025
- 법제처, 「의료·요양 등 지역 돌봄의 통합지원에 관한 법률(약칭 : 돌봄통합지원법)」, 2025

- 보건복지부, 「노인 의료·돌봄 통합지원 시범사업 안내」, 2023
- 보건복지부, 『치매전담형 장기요양기관 운영 매뉴얼』, 2024a
- 보건복지부, 「2024년 유니트케어 시범사업 추진: 유니트케어 시범사업 공고」, 국민건강보험공단, 2024b
- 보건보지부, 2024년 노인복지시설 현황, 2024c
- 보건복지부, 「2023년 치매역학조사 및 실태조사 결과 발표」, (2025. 3. 12 보도자료)
- 보건복지부, 국립중앙의료원, 중앙치매센터, 『2024 나에게 힘이 되는 치매 가이드북』, 2024
- 서울대학병원, 「N의학정보 : 노인성 치매, 2025」
- 서울시복지재단, 『2023년 돌봄SOS센터 운영 매뉴얼』, 2023
- 서울아산병원, 「질환백과 : 치매」, 2025
- 세종광역치매센터, 「치매 자가진단 체크리스트」, 2025.
- 양옥경, 김정진, 서미경, 김미옥, 김소희, 『사회복지실천론』, 나남, 2005
- 이동영, 김선화, 김지연, 권상욱, 『서울시민 치매인식도 조사보고서』, 서울특별시 광역치매센터, 2018
- 이민홍, 「노인요양시설 인력의 문화변화 역량강화 프로그램 효과성 연구」, 『보건사회연구』, 37(4), 5-42, 2017
- 이민홍, 「노인요양시설 문화변화 모델 적용의 효과성 연구 : 거주노인의 삶의 질, 인간 중심 환경, 고독 및 우울 변화를 중심으로」, 『한국사회복지조사연구』, 61, 79-98, 2019
- 이민홍, 전용호, 서동민, 윤현주, 『노인 맞춤 돌봄서비스 제공 현황 진단 및 품질 제고 방안 연구』, 보건복지부, 동의대학교 산학협력단, 2020
- 이민홍, 「인간 중심 돌봄 실천 패러다임 전환을 통한 노년기 Aging in Place 모색」, 한국사회복지학회 학술대회 자료집, 81-100, 2023
- 이민홍, 『노년기 돌봄학 이해 : 자기돌봄에서 요양병원까지』, 학지사, 2025
- 이수영, 송후림, 장진구, 홍민하, 정현숙, 『치매 인식도 평가도구 마련 및 조사 연구』, 명지병원, 중앙치매센터, 2021
- 이윤경, 강은나, 김세진, 변재관, 『노인의 지역사회 계속 거주를 위한 장기요양제도 개편 방안』, 한국보건사회연구원, 2017

- 이윤경 외, 『노인방기요양보험 지불보상체계 진단과 개편방안』, 한국보건사회연구원, 2021
- 장윤정, 「일본 노인 입소시설의 유니트케어 실시에 따른 케어워커의 소진과 케어 업무 및 케어 환경에 관한 연구」, 『보건사회연구』, 29(2), 77-97, 2009
- 정경희, 정은지, 남현주, 최혜지, 『고령화에 관한 마드리드 국제행동계획(MIPAA) 이행실태 및 평가』, 한국보건사회연구원, 2012
- 정현원, 이숙영, 「Salutogenic 모델을 통한 치매 요양시설 사례 분석-캐나다과 스웨덴을 중심으로」, 한국실내디자인학회 학술대회논문집, 23(3), 219-222, 2021
- 중앙치매센터, 「치매 사전」, 국립중앙의료원, 2025
- 최정신, 김대년, 조명희, 권오정, 「치매 노인을 위한 스웨덴 그룹홈의 우리나라 적용가능성 연구」, 『대한가정학회지』, 38(5), 153-166, 2000
- 최재성, 『노인요양원 문화변화』, 집문당, 2015

- American Geriatrics Society Expert Panel on Person-Centered Care, "Person-centered care: A definition and essential elements", Journal of the American Geriatrics Society, 64(1), 15-18, 2016
- Blazer, D., Emotional problems in later life: Intervention strategies for professional caregivers(2nd Ed.), Springer Publishing Company, 2007
- Booth R., "Dementia village in Warwick is a pioneer in person-centred care", The Guardian, Fri 30 Dec 2022)
- Care UK, What is a person-centred approach to dementia care?, 2025
- Elmståhl, S., Dahlrup, B., Ekström, H., & Nordell, E., "The association between medical diagnosis and caregiver burden: a cross-sectional study of recipients of informal support and caregivers from the general population study 'Good Aging in Skåne', Sweden", Aging clinical and experimental research, 30, 1023-1032, 2018
- Feinberg, L. F., Moving toward person-and family-centered care", Public Policy & Aging Report, 24(3), 97-101, 2014
- Fox, A.,The new social care: strength-based approaches, RSA, 2013
- Forenede Care, Månstorps Ängar: Demensby Vellinge(Skåne), forenedecare.se/aldreboende/maanstorps-angar(인용일 기준: 2025.3)

- Forsyth, A., & Molinsky, J., "What is aging in place? Confusions and contradictions", Housing policy debate, 31(2), 181-196, 2021
- Frost, R. et al., "Identifying acceptable components for home-based health promotion services for older people with mild frailty: A qualitative study", Health & social care in the community, 26(3), 393-403, 2018
- Green, G., & Lakey, L., "Building dementia-friendly communities: A priority for everyone", Alzheimer's Society, 96, 2013
- Hebert, C. A., & Scales, K., "Dementia friendly initiatives: A state of the science review", Dementia, 18(5), 1858-1895, 2019
- Hedman, R., Sandman, P. O., & Edvardsson, D., "Enacting person-centred care in home care services for people with dementia", Journal of clinical nursing, 31(11-12), 1519-1530, 2022
- Kogan, A. C., Wilber, K., & Mosqueda, L., "Person-centered care for older adults with chronic conditions and functional impairment: A systematic literature review", Journal of the American Geriatrics Society, 64, e1–7, 2016
- Koren, M. J., "Person-centered care for nursing home residents: The culture-change movement", Health affairs, 29(2), 312-317, 2010
- Levy-Storms, L, Dementia care: The quality chasm. Dementia Initiative, White paper, 2013
- Marulappa, N. et al., "How to implement person-centred care and support for dementia in outpatient and home/community settings: Scoping review", BMC health services research, 22(1), 541, 2022
- Odzakovic, E., Hyden, L.-C., Festin, K., & Kullberg, A., "People diagnosed with dementia in Sweden: What type of home care services and housing are they granted? A cross-sectional study", Scandinavian Journal of Public Health, 47, 229–239, 2019
- Rosendahl, S. P., Söderman, M., & Mazaheri, M., "Immigrants with dementia in Swedish residential care: an exploratory study of the experiences of their family members and Nursing staff", BMC geriatrics, 16, 1-12, 2016
- Sabat, S. R., & Collins, M., "Intact social, cognitive ability, and selfhood: A case study of Alzheimer's disease", American Journal of Alzheimer's Disease, 11–19, 1999
- Sabat, S. R., & Harré, R., "The construction and deconstruction of self in Alzheimer's disease", Ageing and Society, 12, 443–461, 1992

- Sabat, S. R., & Harré, R., "The construction and deconstruction of self in Alzheimer's disease", Ageing and Society, 12, 443–461, 1992
- Saleebey, D., The strengths perspective in social work practice, Pearson Higher Ed., 2012
- Seniorval, Valfrihet inom äldreomsorg, 2025 ww.seniorval.se(인용일 기준: 2025. 3)
- Statistics Sweden, Population statistics. Official Statistics of Sweden, 2023
- Sweden Sverige, Elderly care in Sweden, 2025
- U.K Alzheimer's Society, How to become a recognised dementia-friendly community, 2023
- U.K. Local Government Association, Dementia friendly communities: Guidance for councils, 2015
- U.S. Centers for Disease Control and Prevention, Healthy Places Terminology, 2021
- World Health Organization, Dementia, 2020
- Wortmann, M., "How to Get Results in Public Policy for Alzheimer's and Dementia Services", Designing and Delivering Dementia Services, 105-118, 2013

- 岡野明美, 上野昌江, & 大川聡子., 認知症が疑われる高齢者に対する地域包括支援センター保健師のコーディネーションの実態. 日本地域看護学会誌, 22(1), 51-58, 2019
- 三井住友信託銀行, 膨らむ認知症高齢者の保有資産, 2022
- 遠藤英俊, 認知症と地域包括ケア", 国立長寿医療研究センター, 2022
- 原勝則, 日本の認知症 施策, 2021
- 全国個室ユニット型施設推進協議会, 動画は音声による説明付ですので自習に便利です。ご自由にご活用ください。, 2023
- 坂入郁子, 地域包括支援センターとは｜役割・業務から高齢者介護の相談事例まで解説！, 2023
- 厚生労働省, ユニットケアについて, 2023

한뼘문고 08

치매노인 인간중심 돌봄

초판 1쇄 펴낸날   2025년 7월 17일
지은이 이민홍   기획처 돌봄과미래
펴낸이 이보라   펴낸곳 건강미디어협동조합
등록 2014년 3월 7일 제2014-23호   주소 서울시 중랑구 사가정로49길 53
전화 010-2442-7617   팩스 02-6974-1026   전자우편 healthmediacoop@gmail.com
값 9,000원   ISBN 979-11-87387-45-9 03330